民族医药抢救性发掘整理

怒族
医药简介

郭世民　俞永琼　主编

中医古籍出版社

图书在版编目（CIP）数据

怒族医药简介/郭世民，俞永琼主编. —北京：中医古籍出版社，2014.6
（民族医药抢救性发掘整理）
ISBN 978-7-5152-0556-4

Ⅰ．①怒… Ⅱ．①郭… ②俞… Ⅲ．①怒族—民族医学 Ⅳ．①R296.3

中国版本图书馆CIP数据核字（2014）第011306号

民族医药抢救性发掘整理
怒族医药简介

郭世民　俞永琼　主编

责任编辑　孙志波
装帧设计　韩博玥　张雅娣
出版发行　中医古籍出版社
社　　址　北京东直门内南小街16号（100700）
印　　刷　廊坊市三友印务装订有限公司
开　　本　710×1000　1/16
印　　张　7
字　　数　91千字　彩插21幅
版　　次　2014年6月第1版　2014年6月第1次印刷
印　　数　0001～2000册
书　　号　ISBN 978-7-5152-0556-4
定　　价　30.00元

序

　　满族、鄂温克族、布朗族、怒族、傈僳族、佤族、德昂族、阿昌族、哈尼族、仫佬族等10个少数民族传统医药的发掘整理是国家"十一五"科技支撑计划资助项目"民族医药发展关键技术示范研究"课题，也是一项民族医药抢救性发掘整理任务。这项工作，在中国中医药科技开发交流中心的组织指导下和有关民族地区一批专家的努力发掘下，从2008年启动到2011年结题，历时3年终于完成，取得了丰硕的成果。不仅推动了当地的民族医药工作，而且编著出版了这套《民族医药抢救发掘整理丛书》，使无形的文化遗产变成了有形的文本记录。这是我国民族医药事业发展建设的一项重要成果，为我国传统医药非物质文化遗产保存、保护了一份可贵资料。

　　民族文化是民族医药之母。上述10个民族中有8个民族信仰萨满教或原始宗教即自然崇拜、多神崇拜和祖先崇拜，有两个民族信仰南传佛教。他们的宗教信仰影响了他们的世界观、生命观和疾病观，以致传统医药中保留了不少"医巫不分""医巫一体""鬼神作祟""神药两解"的成分或痕迹。这一点，最容易引起现代科学者的反感；有人甚至攻其一点，不及其余，对民族医药采取完全否定的态度。但这正是民族文化难以回避的问题。因为，一方面，任何传统医药都有医巫不分的童年；另一方面，"神药两解"在不断的医疗实践中有了变化，也有了新意，已不是一般的望文生义所能理解和愿意理解的。《黄帝内经》云："拘于鬼神者，不可与言至德。"（见"五脏别论篇"）春秋时代的名医扁鹊说："故病有六不治。骄恣不论于理，一不治也；轻身重财，二不治也；衣食不能适，三不治也；阴阳并，脏气不定，四不治也；形羸不能服药，五不治也；信巫不信医，六不治也。"这第六个不治，与《黄帝内经》"不可与言至德"内外呼应，成为中医脱离"医巫不分"的有力证明。但许多民族医药还没有达到这个程度。纵然如此，民族医药仍不失为伟大医药宝库的重要组成部分。西方无数的政治家、科学家都是有神论者，他们相信上帝、相信真主，经常遇事祷告，按着圣经宣誓，人们习以为常，不以为奇，而唯独中国的一部分科学工作者和管理工作者，高举科学主义的大旗，对民族医药责难有加，苛求无尽，不欲其生。在长期处于发展中的中国，在认知文化多样性的今天，这种狭隘的"科学观"实在令人费解。

从总体上看，《民族医药抢救发掘整理丛书》对每个民族医药的记述包括四个部分：一是本民族的基本情况、文化背景、民间习俗；二是养生观念、起居饮食、病因病原、诊断治疗等传统医药知识；三是草药资源和草药应用；四是医药历史和医林人物。其发掘整理的深度并不一致。有的如满医药、佤医药、哈尼医药过去已有人收集整理，出版过书籍。不过这一次做得更加全面更加系统。《民族医药抢救发掘整理丛书》对民族医药的诊疗、方药的收集最为着力，但正如《阿昌族医药》的编著者所言："这些治疗方法与用药经验以'碎片'的形式高度分散在各个阿昌医的头脑里，以本民族语言流传于民间。"其他民族医药也是大抵如此。特别是时至今日未发掘整理某些民族医药，其丢失衰败的程度已相当不堪。要完整地收拾这一片"原生态"的领域，事实上已经不可能了。身怀绝技的民族民间医生，已如凤毛麟角。所以这一批抢救得来的10种民族医药资料，就显得尤其珍贵。

从20世纪80年代以来，中国进入解放思想、改革开放的新时期。1984年，卫生部和国家民委在呼和浩特市召开了第一届全国民族医药工作会议，提出了继承发展民族医药的全面规划和整理发掘民族医药的具体任务。近30年来，发掘整理基本上接近完成，还有20个少数民族的传统医药尚待发掘，他们主要是人口较少民族。数量虽少，但任务艰巨。因为他们都在边远贫困地区，居住分散，交通不便。但作为兄弟民族的传统文化，乃千百年来群众的创造与积累，源自乡村野老，长于草根之间，我们必须同等对待，同样珍惜。陶弘景曰："或田舍试验之法，或殊域异识之士，如藕皮散血起自庖人，牵牛逐水近出野老；饼店蒜齑，乃是下蛇之药；路边地松，而为金疮所秘。此盖天地间物类，莫不为天地间用。"也正如赵学敏《串雅·自序》所言："谁谓小道不有可观者欤！"因此，面对人口较少民族的民族医药，无论其发掘整理存在多大困难，我希望通过总体安排，精心组织，再来一次抢救性发掘整理，把课补完，以全面完成这项历史任务。

是为序。

国家中医药管理局原副局长

中国民族医药学会名誉会长

诸国本

2012年9月9日

前　言

民族医药是我国少数民族的传统医药，是我国传统医药学的重要组成部分，有着自己独特的医疗特色，也是民族文化的重要内容之一。建国以来，党和政府非常重视民族医药工作，制订了一系列方针政策，扶持发展民族医药，使我国民族医药在发掘整理、推广应用、传承发展等方面取得了很大的成就。

为了进一步加快民族医药的发展，解决影响民族医药发展中的关键技术问题，为民族医药发展提供科技支撑，科技部于2007年启动了国家"十一五"科技支撑计划项目"民族医药发展关键技术示范研究"。"10个尚未发掘整理的民族医药抢救性研究"属于上述项目研究的一个课题，课题编号为2007BAI48B10。研究目标为对于尚未开展发掘整理的哈尼族、布朗族、傈僳族、德昂族、怒族、阿昌族、仫佬族、鄂温克族、满族、佤族等10个民族医药进行抢救性发掘整理；针对我国各民族医药目前处于不同发展阶段的现状，开展系统的调查研究，形成民族医药发展研究报告，提出民族医药发展对策建议。

"怒族医药的抢救性发掘整理研究"是"10个尚未发掘整理的民族医药抢救性研究"的子课题之一，子课题编号为2007BAI48B10～04。研究目标为对尚未开展发掘整理的怒族医药进行抢救性发掘整理，编撰怒族医药简介，对怒族医药进行原汁原味的保留、保护，为今后开展怒族医药的深入研究提供科技支撑。这也是国家层面首次组织医药专业技术人员对怒族医药进行规范性挖掘整理研究。

云南省中医中药研究院为"怒族医药的抢救性发掘整理研究"子课题的承担单位。2008年以来，在国家、省、州、县等相关机构和人员的指导和协助下，课题组成员深入怒族聚居的怒江州福贡县的老母登乡，贡山县的普拉底民族乡、棒当民族乡、丙中洛民族乡等地区，灵活运用专题座谈、人物访谈、实地调查、问卷调查、表格调查、文献查阅等研究方法，进行了实地调

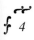

研，实地走访了60人次，访谈了多个怒族民间医和民间人士，对5位怒族民间医代表人物进行了专访，对其中1位长期从事怒族医药的人物进行了2年的追踪。首次发现了怒族民间医技手诊技术。实地调查到了怒族常用药材100多种。在长期从事怒族医药人物的工作场所实地收集到药用植物标本94种，收集了多种怒族医药常用验方。在公开出版物中发掘出有少量怒族医药记载的书籍与文献约6500字。进行了怒族医药发展历史沿革，常用的医技医法，对于疾病的防治与养生保健的认识，常用的药物和单方、验方、秘方以及文献资料等的发掘整理研究。

通过3年多的抢救性发掘整理的工作和研究，初步揭示了怒族医药的现状和了解了怒族医药近代的演变过程，基本证实了怒族历史上确有本民族医药存在。现在的怒族聚居地区，每个村寨一般有1~2名会本民族医药的民间医，在当地居民的疾病防治中还发挥一定的作用。主要治疗常见病，如骨折、跌打损伤、风湿疾病、肝病、妇科、胃痛等。诊治病种涉及内科（扁桃腺炎、哮喘、胃溃疡、胆囊炎和肾炎等）、外科（跌打损伤、骨质增生、关节炎、骨折和胆结石等）、妇科（阴道炎和月经不调等）、泌尿科（肾结石）、传染性疾病（肝炎和结核等）、风湿病（风湿）、血管病（静脉炎）、肛肠科（痔疮）、皮肤科（无名肿毒和脚癣）等方面的疾病。常用的医技医法有"片卤""史片""刀割中毒点"、拔火罐，用艾叶、麝香等灸穴位等特色医术。怒医传统用药方法有煎服法、炖服、包敷法、涂搽法、擦洗法、冲洗法等。药物剂型多为汤剂、散剂和酒剂等。用药方面，自采药材占多数，全草、树皮、茎、叶、花等，新鲜及晾干药材均用，单方和复方均用，一般依患者情况而定。

怒族虽是人口较少民族之一，但也客观存在着具有本民族特点的医药，也是我国民族医药的重要组成部分，目前处于抢救发掘整理的起始阶段，非常有必要继续进行系统的抢救性研究。怒族医药的现状是有本民族的民间医，有本民族的特色诊疗方法和药材，对一些疾病有治疗效果、切切实实地发挥着作用，我们必须承认并尊重它的医疗作用和学术价值，必须承认它具有深度研究开发的意义。由于怒族医药具家传性、保守性、单传性、口传性、散在性、非系统性、非理论性、有民族语言而无民族文字和文字资料较少等特点，对怒族医药现状的调研成为发掘整理的主要方法，应采用更加科学规范的方法进行追踪研究。

本课题的顺利实施，为今后继续开展怒族医药的抢救性发掘整理和深入研究提供了坚实的基础和依据，也使我们进一步认识到对怒族医药继续抢救发掘整理的必要性和迫切性。

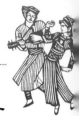

目　　录

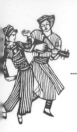

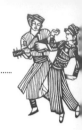

第一章　怒族概要

第一节　怒族族源与历史沿革

怒族与古代氐羌族群有着密切的联系。怒族自古无文字，因而有关怒族早期的历史，仅靠民间口头传说承传。最早记录有关怒族先民活动情况的是《元史·地理志》。在此之前，汉文献记载甚少且含混难考，这与古代各氏族、部落居处不稳定，不断分裂、分散、聚合、融合等有关。

历史上，将怒族称记为"怒子""怒人""导人"等。据樊绰《蛮书》记载，怒族于唐朝就已存在，主要居住在"潞江""澜沧水"上游流域，是两江两岸古老的民族，怒族在这两江两岸生活的年代较为久远。

一、怒族的族源

来源于以下三个部分。

一是来自古代"庐鹿"蛮部的一支，即今天居住在兰坪县和泸水县一带自称"若柔"的怒族。据《元史·地理志》第十三卷记载："兰州，在澜沧水之东，汉永平中始通博南山道，渡澜沧水，置博南县，唐为庐鹿蛮部。"兰州即为今天的兰坪县，博南即今天的永

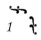

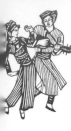

平县，两县相毗为邻。唐代所称兰坪的"庐鹿"部，大概就是今天分布在兰坪兔峨的自称"若柔"的怒族。从传说来看，若柔的祖先来自"南京"，到了大理。后因大理军事混乱，由"十二关"（今云龙县一带）进入云龙表村，沿澜沧江北上在兔峨一带定居下来。今天，若柔人也将死者的"魂魄"送到大理一带。

二是自称为"诺苏"的怒族。"诺"是"山背后"之意，"诺苏"连起来即"山背后人"之意。记载怒族（限诺苏）的文献有《元混一方舆胜览》、鄂尔泰等《雍正·云南通志》、余庆远《维西见闻纪》、王炭等《云南通志》《光绪·丽江府志稿》、天启《滇志》、明初钱古训与李思聪《百夷传》等，称"诺苏"人为"怒人""怒于""省人"，记载的是"诺苏"从"山背后"迁徙到"潞江"以后的粗略情况，未迁徙以前的史料一片空白。据《怒族简史简志合编》称"怒族崇尚黑色，以黑为贵"，从这点看，诺苏与大小凉山的彝族有亲源关系；从语言系属来看，诺苏语与彝语支关系接近；诺苏存在着父子连名制的习俗，而这一习俗同大、小凉山彝族的父子连名制完全相同。"诺苏"在迁入怒江以前，应该是古氐羌部落群中的一支。

三是自称为"阿怒（阿依）"的怒族。据史料记载，这部分怒族历史上也被称作"怒子"，这部分怒族应该是怒族中的土著民族，与独龙族有着密切的关系。据《皇清职贡图》中记载："……僳人与怒人接垠，畏之不敢越界。"《光绪·丽江府志稿》中记载："怒人……男女十岁皆面刺龙凤花纹。"这种文面的习俗一直到今天在贡山县独龙族、怒族中仍有残迹。而乾隆时期，余庆远的《维西见闻纪》记载："……面刺青……织红文麻布。"同今天居住在贡山县的怒族女子简裙布纹相似，亦为红纹。至于目前居住在福贡上帕、鹿马登一带的自称为"阿依"的怒族则是从贡山顺江迁徙而来的。

怒族民族迁移其主要原因表现为三个方面。

首先，是战争造成民族迁移及民族融合。从先秦庄人滇，秦灭巴、蜀设郡后取筰及其江南地至元朝忽必烈平大理，滇西一带保山、大理、丽江都是兵家必争之地，三国诸葛亮安定南中，南北朝级爨氏割据纷争，唐初大理六诏兴起，西部吐蕃势力东扩，南诏灭五诏并西开寻传，宋代蒙古忽必烈率领10万大军从丽江入大理等，都是影响怒族祖先安居乐业的重要因素。而澜沧江以西的怒江峡谷正是山高坡陡，不易于耕作生产的地方，也是避开战争的最佳选择。

其次，古氐羌族群的生活习俗促成怒族西迁。怒族主要源于古氐羌族群。

第三，民族压迫剥削和民族内部的仇杀也是怒族不断西迁的原因。南诏天浪穹、邓赕、施浪三诏，将其和施蛮、顺蛮驱逐到丽江、永胜、鹤庆、剑川一带，傈僳族和勒墨（白族支系）等先民的大量西迁，引起山林、土地纠纷，导致仇杀，由于其人多势众，怒族被杀者多，财产乃至小孩也成掠夺的对象。当然，怒族内部为了越界和迷信的原因也时有相互厮杀、械斗，那些人少势弱的人家，被迫搬迁逃避仇杀。

另外，疟疾、伤寒等流行病的传染，常常也使怒族村寨全村寨死绝。据《丽江府志稿》载"怒江，赤地生烟，每二月瘴气腾空……男子鲜乃中寿"。贡山永拉夏、吉杂等地的怒族村寨也有因疾病流行而死绝。

在长期的历史发展进程中，自称"若柔""诺苏""阿怒"（阿依）、"阿龙"的人民都各自吸收了其他民族的优秀文化，逐渐摒弃了一些陈规陋习，经济上、文化上相互交往，婚姻上互通等。同时，居住在一个共同的区域内，事实上已逐步形成一个共同的族体。但因族源不同，所以形成怒族内部各支系间语言的不同和风俗的差别。

综上所述，怒族怒苏和若柔属乌蛮种，源于秦、汉时期的昆明、臾，是古氐羌族群后裔，而贡山阿龙和福贡阿依其主要民族成分是古氐羌族群，同时融合了当地土著民族百越、吸系族群民族，形成了独特的民族文化。唐代以后，随着怒苏、若柔人群的不断迁入，各支系之间发生了联系，过着共同的经济、文化生活，逐步融合成为一个共

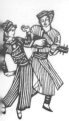

同体。

怒族主要聚居或散居在怒江傈僳族自治州境内的福贡县、贡山县独龙族怒族自治县、兰坪白族普米族自治县，在西藏自治区察隅县察瓦龙乡和迪庆藏族自治州维西傈僳族自治县境内也有一小部分怒族居住。在居住形式上，形成了相对集中和分片居住、单一民族相对聚集和与其他民族杂居的特点。

由于居住地的不同，各地的族称、族源传说以及语言、风俗习惯差异较大，形成了怒族各支的民族文化的多样性和丰富性，这是怒族的一大财富。根据这种情况，很多专家学者认为，怒族的族源在古代可能不止来自一个渊源。民族是一个历史范畴，民族共同体的异源同流和同源异流一样，是民族历史发展中的普遍现象，怒族也不例外。在历次的大迁徒中，这些来自不同渊源，有着不同语言、风俗习惯和民族自称（如"怒苏""若柔"等）的氏族或部落的人群，从不同的居住区域陆续迁徙到怒江和澜沧江流域，与原先就住在该地区的原住民"阿怒""怒""阿龙"共居一处。在长期的历史发展过程中，由于共同居住在一个相对封闭的区域之内，在长期的相互交往、互通婚姻和共同的经济、文化生活过程中，逐步融合为一个逐步共同体。中华人民共和国成立后，按照广大怒族人民的意志，正式定名为怒族。

二、怒族的发展

在历史上的发展可分为三个不同时期：古代时期、近代时期和当代时期。

（一）古代怒族先民

新石器时代的怒族先民可以借用《创世纪》来侧面反映。自称"诺苏"的怒族中流传的《创世纪》是这样说的：在很久很久以前，洪水把地面上的万物都淹没了。当洪水危及兄妹二人时，他们背着弯弓和织布架子跳进一个蜂窝里随水漂流。洪水涨落后，地面上一切都消失了，茫茫大地上只剩他们兄妹二人。兄妹二人不知道怎样办才好。后来妹妹想了个办法，她向哥哥说："我把织布架子放在山脚下，你爬到山顶上去，如果你能用弩弓射中我的织布架子，我们二人就结为夫妇；如果射不中，那么我们只有各走各的路了。"哥哥答应了。他爬到山顶举起弩弓，一箭射中了织布架子。于是，他们二人就结为夫妇了。他俩结为夫妇后，生下了好多好多孩子，这些孩子就成为各个民族的祖先，其中一个就是"诺苏"的祖先。这个传说揭示了怒族先民经历了原始洪荒时代，并在人类社会发展的历史进程中，经历过血缘婚家庭。

十五六世纪以前怒族社会经济和历史的史料极少见。明初时期的钱古训、李思聪的《百夷传》称："怒人颇类阿昌。蒲人、阿昌、哈喇、哈杜、怒人皆居山巅，种苦荞为生，余则居平地或水边也，言语皆不相通。"《百夷传》是古文献中直接使用"怒人"这一称谓的最早文献。从这里可以看出，当中原一带的汉族人与西域人进行着密切的经济、文化交往的时候，居住在怒江大峡谷的怒族却还过着以种植荞麦为主的刀耕火种的原始农业经济。当汉族以及内地其他民族进入了封建社会后期时，怒族的社会历史刚刚步入原始社会后期的种植、采集和狩猎并存、手工业逐渐兼有自然经济时期。

17世纪到清朝末年，对怒族社会历史和怒江地区的发展史来说，是一个非常重要的时期。由于"改土归流"的政策措施，进一步加强了清政府中央集权和对全国的统一。此间，西南地区经济相对发展，政治相对稳定，对怒江地区也产生了直接影响。怒族原始经济迅速瓦解，个别地方出现了商品交易，交换的产品主要有药材、毛皮等，但由于不存在货币，交换的方式是以物易物。傈僳族进入怒江地区，与怒族杂居在一起，对怒江地区以及怒江的社会经济发展无疑是个促进。但是，傈僳族头人、奴隶主不仅拥有大量的土地，剥削怒族人民，而且将怒族作为奴役的对象。这种剥削和掠夺，引起了怒族人民的不断反抗。傈僳族头人、奴隶主为了制服反抗，利用民族情绪挑起

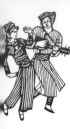
事端，乃至发动械斗。得胜后，从中又掳走怒族的耕牛以及土地。与此同时，怒族社会内部也不断产生分化，族内也出现了家庭蓄奴。有的蓄奴户从独龙族地区通过放债换取奴隶，然后再转卖到其他地区。这种蓄奴现象，一直延续到清末民国初期。

清朝年间，怒族（阿龙）主要迁到今福贡、贡山、独龙江流域及缅甸一带了。故道光《云南通志》卷一百零七说："凡怒江以西，西北接西藏，西南界缅甸孟养陆阻地（今克钦邦），东与丽江府及大理府云龙州毗邻皆是。"汉文献所载怒人正是今贡山阿龙、福贡阿依族群。故怒族也是一个跨境而居的民族。

（二）近代怒族

辛亥革命前的怒族人居住的怒江地区分别隶属丽江府和大理府。诺苏人居住地区和若柔人居住地区为兔峨土司管辖；阿怒人居住地区为维西康普土千总管辖；阿龙人居住地区由维西桥头叶枝二土千总管辖；察瓦龙地区为察瓦龙土司管辖。

（三）当代怒族

解放以来，在中国共产党的领导下，怒族人民同傈僳族、独龙族、白族、彝族等少数民族人民一道，共同开发和建设着社会主义新边疆——怒江。怒族人民在解放生产力、改善生产关系等诸多方面，取得了卓越的成就。在社会主义民族大家庭中，怒族人民解放思想，吸收了外民族先进的思想。同时，摒弃本民族的陈规陋习，吸收了外民族的优秀文化和发展了本民族的优秀传统文化。

第二节　怒族人口分布

怒族是中国56个民族中人口较少的民族之一。据1990年全国人口普查统计，共有人口27123人，其中95%以上分布在云南省西北部的怒

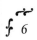

江傈僳族自治州境内，1994年底自治州境内怒族人口达25739人，他们分布在全州各县。即福贡县的果科、普乐、瓦娃、沙瓦、老姆登、知子罗、棉谷、托平、木古甲、鹿马登、丫朵、米俄罗、加怒等村，共16973人；贡山独龙族怒族自治县的闪当、迪麻洛、丙种洛、双拉、秋那桶等村，共6114人；兰坪白族普米族自治县的兔峨、果力、江末等村共1877人；泸水县的浪坝寨、六库镇等共775人。

2000年人口普查资料显示，怒族总人口为2.88万人。其中男性1.49万人，女性1.39万人；性别比为106.87。与10年前的"四普"相比，怒族人口增加了0.16万人，增长率为5.77%，平均年增长率0.54%。总和生育率为1.88，出生性别比为187.50，预期寿命为62.06岁。怒族主要集中聚居在云南省，共有2.77万人，占怒族总人口的96.45%。另外，怒族人口在其他地区均不足100人。

由于居住地的地理位置、社会和历史等原因，怒族成为跨境而居的民族之一。怒族居住的怒江流域，正位于中缅、滇藏的结合部。除了历史上的几次民族大迁徙外，由于激烈的民族矛盾和民族斗争，致使一部分怒族人被迫向西部转移；除此之外，也有因战乱、社会动荡不安、民不聊生等原因，导致一部分怒族人背井离乡，远徙他乡，流落异邦。经济方面的原因，主要是解放前怒族人民受封建领主土司、国民党地方政府和喇嘛寺的三重剥削和压迫，使有些家族因不堪忍受统治阶级在政治上的歧视和经济上的残酷剥削，选择远走他乡，寻找新家园的艰难路子。除以上原因外，还有频繁地遭受各种天灾人祸以及迷信等原因，也致使一部分怒族人背井离乡地到异国他乡寻找新的生存之地。以上种种原因，造成了怒族人跨境而居的特殊格局。据不完全统计，全世界怒族总人口在8万以上，其中，国内有近3万人，有5万左右的人口在国外。

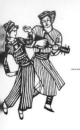

第三节　怒族居住的自然条件与生存条件

一、怒族地区气候环境

怒族地区群山绵绵，山高谷深。怒江地处青藏高原东南部黄断山脉谷地，属低纬地区。相对温差大，形成了集北热带至寒带的多种气候类型于一谷，"一山有四季，十里不同天"的典型立体气候类型。降雨北部多，南部少。春季南旱北涝，秋季孟加拉湾低压北移，低压的前部暖湿气流与北部冷空气在怒江州上空交汇，往往会导致暴雨灾害。怒江立体气候的特征极为突出，在同一年的时间里，江边燥热，年均气温在20℃左右；山腰暖和，年均气温为17℃左右；山巅寒气逼人，年均气温在10℃左右。从总体上看，怒江的气温随海拔的升高而递减，降雨量随海拔的升高而增加，气候类型从谷底随海拔的升高而变化，其气候类型的具体情况是河谷南亚热带，河谷中亚热带，河谷北亚热带，山地暖温带，山地凉温带，山地寒温带，高山亚寒带、寒带等在此都有分布。每当阳春三月，山巅的白雪还未消融，江边河谷地带却早已是鸟语花香，蜂蝶纷飞了。高黎贡山与碧罗雪山山峰的积雪期均达7个月左右，它们为怒江提供了不绝的水源。由于怒族多集中在海拔为1500～2000米的坡地上，气候类型属亚热带和暖温带，空气湿度太大，使怒族与酒结下了不解之缘，特殊的地理特点及气候类型又影响着怒族的民居、饮食、服饰文化等诸方面。

二、怒江大峡

怒江奔腾于高黎贡山和碧罗雪山之间两岸山岭海拔均在3000米以上，最高点为1400米，最低为760米。因它落差大，水急滩高，有"一滩接一滩，一滩高十丈"的说法，十分壮观。两岸多危崖，又有"水无不怒古，山有欲飞峰"之称，每年平均以1.6倍黄河的水量像骏马般

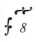

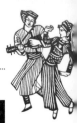

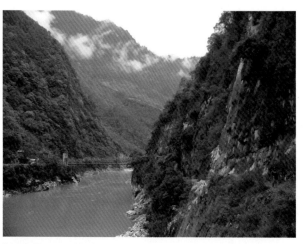

地奔腾向南。怒江就这样昼夜不停地撞击出一条山高、谷深、奇峰秀岭的巨大峡谷。据掌握的资料，这是仅次于美国西南部长约4600多公里，深达1830米的号称世界第一的科罗拉多大峡谷的世界第二大峡谷。

雪峰林立：怒江东有碧罗雪山，在福贡、贡山、泸水三县境内，4000米以上高峰有20余座。两山南北逶迤、绵亘起伏，雪峰环抱，雄奇壮观。

峡谷奇观：怒江峡谷有高山有急流，山峦山谷相间，奇观倍出，险要的峡谷有双纳瓦底大峡谷、齐那桶峡谷，位于怒江上游丙中洛至齐那桶的那恰洛一带，约65公里长，几乎无一亩平地，江两岸陡壁直立，山两边原始森林一望无际。江边岩石时有崩裂，崩落滚石横陈江边，水击浪打，石块出现很多穿洞，大的直径1米多。江心的蛤蟆石在水浪冲磨下，平滑光溜，熠熠闪光。江东与西藏交界的牙关河有不少瀑布，最高的瀑谷高达800多米，瀑高10多米；另一瀑布，瀑谷高400多米，上有水潭，水满四下溢溅，"挥弄洒珠，拊拂瀑沫"，令人赞叹。齐那桶纳卡洛段，两岸雪山高5000～6000米，江水海拔不过2000米。

湖泊遍布：比较著名的有泸水县高黎贡山的听命湖，福贡县碧罗雪山的干地依比湖、恩热依比湖、瓦着低湖等。这些高山湖清澈幽静，是由长年冰蚀形成的许多大小不等的"迷人湖泊"。湖岸原始森林密布，珍禽异兽繁多，古木参天，松萝满树，幽中显古，蔚为壮观。

珍稀的动植物：大峡谷内素有"十里不同天，万物在一山"之说。立体气候产生的主体植被、珍稀动植物、名花异卉、稀世药材、树蕨、秃杉、落叶松、各种杜鹃、各种兰花、琪桐（鸽子花）成片成

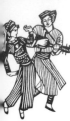

林地点缀着峡谷胜景的自然美。这些珍稀的植物，被列为国家一级保护的有树蕨、秃杉、珙桐；二级保护的有三尖杉、清水树等；三级保护的有天麻、雪山一枝蒿等20多种。被列为国家珍稀保护动物的有虎、灰腹角雉、热羚、红岩羊、金丝猴、叶猴、小熊猫（金狗）、齿蟾等。

三、怒族地区动植物资源与矿产资源

怒族地区特殊的气候类型又使这里的植物带谱呈明显的垂直分布的特点。

在高黎贡山和碧罗雪山的原始森林中，生长着很多珍稀动植物，木材储量估计在1.3亿立方米。据中国科学院昆明动物所和植物所1978年对碧江野生动植物的鉴定，查明动物兽类有81种，植物有9目、26科、61属。作为"药材王国"桂冠上的一颗明珠，这里生长着许多名贵的中草药材。青木香、细黄草、茯苓、天麻、党参、虫草、珠子参等药物的质好量多。过去滇西北大部分地区的生漆主要靠怒江供给，怒江盛产生漆且质量最好。动物药材以鹿茸、熊胆、虎膝、虎骨、鹿心血、麝香最为名贵。常见动物有豹、熊、野牛、野猪、马鹿、麂子、獐子、岩羊、猴子、飞鼠等等。水产品资源也很丰富，怒江中的细鳞鱼、花鱼、鳖鱼及小溪中的遍头鱼也很多。目前，怒江查明的"动物有124种，占云南省兽类总数的44.3%，占全同兽类总数的26.5%；鸟类资源达283种，占云南省鸟类总数的36.7%；鱼类40多种被保护动物；兽类达78种。其中重点保护有27种，鸟类13种"。极为丰富的动植物资源为怒族先民提供了丰富的生存资源，同时也决定了怒族早期以狩猎—采集为主的经济类型。

怒江由于受青藏、滇缅、印尼巨型"歹"字型构造体系在晚近时期的强烈活动和东南部南北向（金顶—白羊场）反"S"型构造带的影响，地质构造较为复杂，地层以中生界最为发育，其次是新生界和古

生界。这样的地质特点使得怒江蕴藏着极为丰富的地下资源，主要的矿藏资源有锡、铅、锌、辉锑、铜、铁、砂金、硅、云母、水晶、大理石、硫黄、砷等金属、非金属矿藏。

特殊的生存环境充满了多种多样生物，蕴藏着极为丰富的自然资源和矿藏资源，为怒族社会的自给自足生存方式提供了物质基础，同时也为怒族民间医药提供了物质基础。

四、怒族人文社会

怒族居住的怒江傈僳族自治州内，也居住着傈僳族、独龙族、普米族、白族、藏族、彝族、景颇族、傣族等十几个民族，怒江各民族世代和睦相处，互相学习，共同进步，创造了绚丽多彩的民族文化。

怒族主要从事农业，兼营手工业和商业。

怒族崇拜图腾，信万物有灵。部分怒族信仰喇嘛教或天主教。

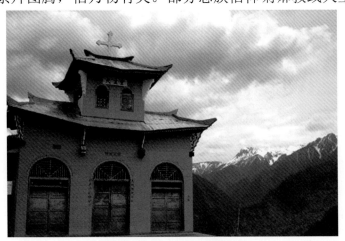

天主教堂 （来自网络）

怒族很早就从事农业生产，至清代已经开始种植麦类和蔬菜，但仍猎禽兽以佐食，手工业也有了相当的发展。当时怒族已同外界发生密切的交换关系，以黄连到内地出售，内地的各族商人贩运食盐到怒江，彼此交换。1929年以后，碧江的知子罗、福贡的上帕等地辟为定期集市，铜币、纸币等货币开始流通，怒族中出现了一些季节性的

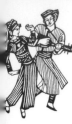

小贩。目前怒族民间保存着少数的石刀、石斧，说明曾经历过石器时代。他们曾经以木、竹制锄作为农业生产的工具，直到16～17世纪开始使用铁制工具后，有些人还继续使用这种木、竹锄。

怒族最初使用的铁制工具是刀、斧。在刀耕火种落后耕作方式下，他们使用铁锄。后来才传入铁犁，实行犁耕。但山地耕作仍停留在刀耕火种或者锄耕阶段。贡山一区的怒族所用铁制工具曾受到纳西族和藏族的很大影响。

碧江怒族的农业耕作技术比福贡和贡山怒族都要粗放，早期的刀耕火种的落后耕作方式占着绝对优势，这种情况与落后的生产力水平是一致的。福贡地势、土壤都比碧江为好，又由于交通方便而便于购置农具。因而锄犁耕作技术比碧江先进。碧江、福贡和贡山三地的怒族生产力发展程度不同，土地制度有差异性，福贡地区的怒族个体经济发展水平较高，公有的土地保留较少，但仍保存着个体成员共同占有的集体耕地。贡山一区的怒族因受到藏族、纳西族的影响，生产力发展水平较高。这里形成了以地缘联系为纽带的村社，在村社内部存在两种土地所有制：村社内未经垦耕的山地和森林属于村社所有，经过垦耕的土地归个体家庭长期占有。此外，还存在个体家庭间的共耕耕地。由于铁制工具在农业生产上的广泛使用，已能生产出一些剩余产品，从而使交换获得一定程度的发展。当时已产生雇工，其工资分实物工资和货币工资两种。在怒族社会内外还出现了借贷关系，有实物和货币两种借贷，实物借贷多半是租借牲畜、粮食。同时已开始发生土地抵押和蓄奴现象。

建国前，怒族地区有的古老村寨还保存着以血缘为纽带的家族公社的某些特点。在以血缘为纽带的个体家庭成员间，保存不同形式的土地公有制和正在发展的个体土地私有制。碧江甲加、罗宜益的家庭公社保存的特点比较显著，他们曾以图腾作为共同的祖先。福贡怒族氏族血缘组织为"提其"，每个提其都出自一个共同的始祖。根据血缘关系的亲疏，形成若干近亲家庭成员集团"的康"。由于成员不

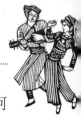

断增加，在每个"的康"之下，又形成近亲兄弟关系"的拉"。"阿沙"是家族公社的领袖，负责处理公社内外的公共性事务，调解成员间的纠纷，对外代表公社处理公社间的事务。

新中国成立后，怒族人民获得了解放，实现了当家作主的愿望。1954年8月成立怒江傈僳族自治区（包括怒族分布的碧江、福贡、贡山等县），1957年1月改为自治州。1956年10月1日，成立了贡山独龙族怒族自治县。中国共产党和人民政府从怒族社会经济发展的实际出发，区别不同情况，采取不同方法，帮助怒族人民进行社会改革，实现了向社会主义的过渡。四十多年来，怒族地区生产不断发展，人民生活不断改善。过去连一根铁钉也不会制造的贡山县，现已建起了农具厂，怒江州有了十几个行业的几十个厂矿企业。过去没有水利可言的山坡旱地，如今修凿了沟渠，开出了梯田，粮食产量成倍增长，以往崖陡路险，山封江锁，交通极为闭塞，现已修通了数条公路，修整了大量驿道，在江河上架起了钢索吊桥。怒族地区的文教卫生事业也有了较大发展，过去怒族地区文化非常落后，在国民党设治局统治怒江几十年，只培养出一二十个怒族小学生，现在县有中学，大部分村都有小学，80%以上适龄儿童入了学。昔日怒族地区痢疾、伤寒、霍乱、天花十分流行，如今从州至县、乡、村已初步建立了医疗卫生网，基本上控制瘟疫疾病的流行，有效地保证了人民的身体健康。

五、生存方式与文化思想

怒族民居中，干栏式竹楼作为怒族最基本的一种建筑样式，是根据怒江地区山高坡陡的地形特点依山就势而建造的。木板房系在木桩上铺设木板建造；竹跳房则用竹蔑做料建成；井干式的石片顶房、木楞房的怒族民居，多在高山密林区，一般均为平房，是古代井干式建筑形式的残存，在内地已少见。采用土墙房的怒族民居，布局已接近我国古代建筑体系，以"间"为单位，比较合理。

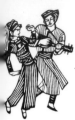

峡谷溜索是怒江大峡谷的渡江工具。怒江大峡谷及其两岸的碧罗雪山、高黎贡山层峦叠嶂、危岩耸立、悬崖陡峭，谷中水流湍急、汹涌澎湃。自古以来，这里的交通就十分不便，正所谓"岩羊无路走，猴子也发愁"。整个怒江只有几处水势稍缓的渡口可以用木船摆渡，除此而外，其他地方既

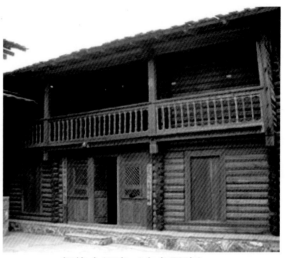

怒族木楞房（来自网络）

无法架桥，又不能涉渡，两岸的怒族人只有依靠溜索这种古老的渡江工具往来飞渡，保持着彼此间的交往与联系，这可以说是他们最原始的传统"吊桥"。中华人民共和国成立后，党和人民政府在为怒族人民修路架桥的同时，还将怒江、独龙江和澜沧江上所有的竹篾溜索换成了铁索，木溜梆也改为了铁滑轮，极大地保障了当地群众的过江安全。

怒族男女服饰多为麻布质地，妇女一般穿敞襟宽胸、衣长到踝的麻布袍，在衣服前后摆的接口处，缀一块红色的镶边布。年轻少女喜欢在麻布袍的外面加一条围裙，并在衣服边上绣上各色花边。男子一般穿敞襟宽胸、衣长及膝的麻布袍，腰间系一根布带或绳子，腰以上的前襟往上收，便于装东西。怒族男女都注意装饰，妇女用珊瑚、玛瑙、料珠、贝壳、银币等穿成漂亮的头饰和胸

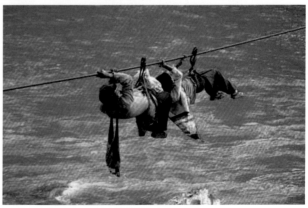

峡谷溜索（来自网络）

饰，戴在头上和胸前。耳上戴珊瑚一类的耳环，喜欢用青布或花头巾包头。男子蓄长发，用青色布包头，裹麻布绑腿，喜欢腰佩砍刀，肩挎弩弓和箭包。

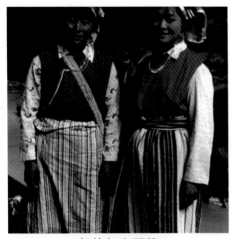

怒族妇女服饰

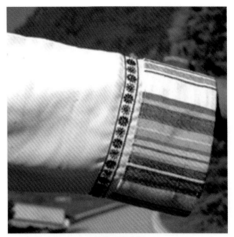

怒族服饰

怒族主食为玉米、荞子等。贡山北部怒族还从藏族那里学到种植青稞、燕麦，食青稞面。少数怒族受藏族生活方式影响，有时也吃酥油糌粑。副食除鸡、鱼、猪、羊、牛肉外，还有猎获的野味。怒族普遍喜欢吃饭菜合煮的较稠的饭粥，将野味一起煮在里面，鲜美可口。怒族男女均喜饮酒，并喜欢豪饮；喜食漆油，常用漆油焖鸡、烤羊肉；善于酿酒。以贡山怒族的咕嘟酒最有特色。

怒族传统节日有过年、鲜花节和祭谷神、祭山林节，其中以过年的节日气氛最浓，既隆重又古朴。每到腊月末，家家都要清扫庭院，除净火塘中的余灰，并用松枝装饰门面，地上及炊具餐具、各种器皿铺上一层绿松毛（松树叶），象征去旧迎新。除夕之夜，家家要吃团圆饭。初一凌晨，年轻的小伙子要抢先去井里打吉祥水，并给长辈拜年请安；长辈要拿出酒、油茶、麻花等进行招待。烧好的第一顿饭要先给牛和狗分出一份面饼和肉汤，因牛不吃荤，主人要用手掰开牛的双唇灌进去。过年期间，杀猪宰羊，要相互送礼，邀乡里亲朋好友，共同聚餐，酒菜丰盛，情趣盎然。除过年外，还过鲜花节（农历三月

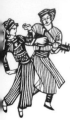

十五)、祭谷神节（农历十二月二十九）和祭山林节。节日期间，除必备酒外，还备有一些应时食品。如在祭谷神节时要将所有的饭、剁碎的肉在簸箕内拌匀，一起用手抓着吃。

怒江峡谷不产盐，故这里的盐价极贵，且量很少。1949年以前，怒族的很多人家经常无盐可吃。一些稍"富"的人家常将青盐用线拴好，吃饭时将盐放入汤中涮两下就拿出来。只有孩子哭闹时才取一点点去哄孩子，而绝大多数人家却连哄孩子的盐都没有。

怒族不论男女均有吸旱烟的习惯，竹烟锅和烟袋是他们随身携带之物，熟人在外相见互相递烟取乐是一种重要的手段。

怒族一般居于高山、坡地或河谷地区。由于地理环境的制约和交通不便使得怒族地区的卫生医疗状况一直比较落后，而民间的怒族医药在当地居民的防病治病中起着重要作用。

第四节　怒族的语言文字

从语言系属看，怒族语言属汉藏语系藏缅语族。其中，怒苏语和若柔语属彝语支，贡山阿龙语和福贡阿俄语属景颇语支。藏缅语各族与我国古代西北地区甘青高原的氐羌部落集团有密切的关系。从今天怒族的分布区域上看，也主要与藏缅语族交错居住，且集中于滇西北怒江、澜沧江两岸。所以，怒族在语言上与各民族语言有着共同的渊源关系。

由于历史、地理等诸多原因，现代怒族使用着四种不同语言，彼此之间差别较大，即福贡县（原碧江县）匹河乡怒族使用的怒苏语（自称怒苏），兰坪县兔峨乡怒族使用的若柔语（自称若柔），福贡县木古甲村怒族使用的阿依语（自称阿依），贡山县怒族使用的阿龙语（国内学者将其视为独龙语的一种方言，事实上是同一种民族的同一种语言，只是两个部落分居不同地区，形成两个民族后称法不一，为方便比较，本文仍使用四种语言的提法）。四种语言从语言、词汇和语法特征比较看，它们有异同点。从声母、韵母数量多少比较，阿龙语、阿依语、怒苏语和若柔语呈倒宝塔形，即阿龙语声母、韵母数量最多，最发达；阿依语次之，是藏缅语族各语言中保留古藏缅语言特征较多的语言；怒苏语较少，若柔语则更少，其中前三种语言的复辅音声母和带辅音韵尾韵母保留比较完整，而若柔则没有。从声调方面比较，阿龙语、阿依语和怒苏语有3个声调，在现代藏缅语中也属于声调较少的语种，但若柔语则有7个声调，主要靠声调区别词义。从100个词的比较，阿龙语与阿依话相同的词汇占35％，怒苏语与苦柔语的同源词占30％，前两者与后两者的同源调占15％左右。语法方面，阿龙语和阿依语的语法结构比较复杂，如单复数变化由声母变换或韵母变换，以及带辅音韵尾的变换来实现；人称代词的反身构成有三种形式；动词人称，数的变化采用在动词前或后加附加成分，动词韵母发生语言变化、改变声调等方式综合表达，等等。这些特点是现代藏缅语族彝语支所没有的，而怒苏语、若柔语则较简单，基本上与现代彝语支各语言的特征相同。这些差别使得怒族支系之间难以用语言沟通交流，常常借汉语或傈僳语作交际语，沟通本民族之间的感情。另外，怒语与藏缅语族语言相比较，尽管各语种之间存在差异较大，但也有共同点，主要是各语种保留了古藏缅语族语言的部分同源词、语言特征、语法特点，如声母分清浊、元音分松紧，声调数量少，句子结构为：主＋宾＋谓，助词是构成语法的重要手段等，特别是若柔语与傈僳族、纳西族、白族、哈尼族、彝族等民族语言相同点更多。而阿龙语和阿依语则比较接近景颇语支。

怒族语言的差异性和复杂性为我们追溯族源提供了一条重要线索。即怒族作为一个历史古老民族，其语言也随着民族的产生、发展而发展变化，语言反映了民族的历史、发展、分裂及融合过程，反映着各民族之间的关系。表明两种情况：一是怒族各支系与其远祖族群（或部落集团）分裂的时间不一样，因而所处环境不同，导致语言隔

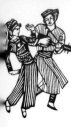

阂、长期没有相互交往，形成差异。从语言特征分析，阿龙和阿依语支最早与其祖先分裂；其次是怒苏语支，其晚于阿龙和阿依支而早于若柔，若柔支是最后迁到澜沧江沿岸的。另一种情况是阿龙语和阿依语支与怒苏和老柔支源于不同古老族群，后因与彝语支各族杂居，受其影响而逐渐形成同一种民族。

缅甸怒族属"阿怒"支系，已创造了自己的怒语文字。这种文字在缅甸怒族支系"阿怒"之间广为传播，甚至以民间的形式已传播到我国福贡怒族支系"阿怒"聚居地一带。"阿怒"怒族文字，是缅甸怒族同胞经过千辛万苦创造出来的。这种怒族文字用拉丁字母为拼音文字符号，由10个元音字母与29个辅音字母构成。"阿怒"怒族在缅甸使用这种文字的历史已有几十年。这种拉丁字母拼音文字在缅甸联邦共和国已成书。在中国云南省怒江傈僳族自治州福贡县怒族支系"阿怒"聚居地区的上帕镇木古甲怒族行政村，因1993年有一位缅甸怒族同胞前来中国办过短期怒文培训班推广怒族文字。经短期培训后，该村的王知此和阿南此两个人学会了怒文，其余参加受训的学员也能掌握简单的语法，运用词句能诵读简单的怒文书籍等，从此，该村的怒族群众就以民间的形式传播此种怒族"阿怒"语的文字。

怒族人民还在与其他民族交往中互相学习，不断丰富本民族的语言和文字。比如，一些怒族群众不仅会讲本民族语言，而且还学会讲汉话、傈僳话、独龙话、白族话、缅甸话、景颇话、藏话和英语。怒族人民在和其他兄弟民族长期交往的过程中，不仅学到了其他兄弟民族的生产生活知识，同时也学到了其他兄弟民族的语言，从而在怒族语言中增加了许多诸如汉语术语、词汇和一些少数民族语言的词汇和术语等。但怒族语言从本质上无任何改变，只是在它的发展过程中不断发展和丰富。

因此怒族语言复杂，又无文字记录，其民族医药及传承，受到了限制，口口相传的医疗及药物应用经验，也就难以保证稳定可靠。

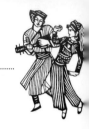

第五节　怒族的民俗文化

一、怒族的生活习俗

建国前，怒族的婚姻以一夫一妻制为主，少数头人和富裕户也有多妻的。各地较普遍流行转房制。男子婚后，便在父母住房附近另建新屋，与父母分居，并分到少量财产。但小家庭在生产生活上仍然与父母及整个家族保持着共同耕作及相互协助的义务。幼子与父母同住，父母死后，所遗土地、牲畜、房屋主要归幼子继承。世系按父系计算。碧江怒族实行的父子连名制，是计算世系和财产的重要标志。贡山的怒族有重丧的习俗；福贡、碧江怒族的先民行火葬，有氏族墓地。现行土葬。

怒族热情好客，客人来访时，全寨都要献出最好的野味。只要客人进屋，主妇将以最快的速度为客人烹制佳肴，并同时送上两块石块粑粑，中间得夹一块煎鸡蛋或烤猪肉。两块粑象征夫妻二人，中间夹鸡蛋或肉象征有兴旺的后代，最后主人还要与客人共同饮"同心酒"。

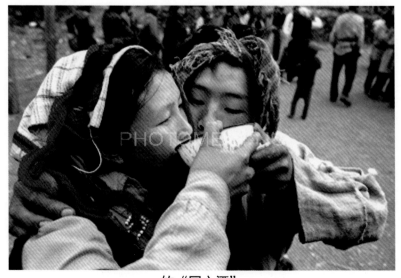

饮"同心酒"

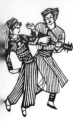

　　怒族婚筵是所有礼仪中宴请规模最大的筵席，婚前新郎要带猪肉、米等物去岳父家帮助砍柴和耕地，然后才能举行婚筵。婚筵时不但酒肉要丰盛，场地也要布置一新。届时新郎、新娘要同喝祝婚酒，姑娘们要向他们抛洒面粉，表示吉祥如意。

　　怒族非常讲究礼貌，团结互助。在路上无论遇到熟人或生人，都会主动让路并致问候。有客人来访，全家起立鞠躬相迎，临别时要再三挽留后送到寨边的大路上。一家碰到困难则全寨相帮。

　　怒族善于演奏乐器，琵琶和口弦较普及。男女青年谈恋爱，不是用语言来交谈而是靠"达变"和"拟力"两种怒族乐器来"弹"。这两种乐器音域少，表现力强，怒族青年自小就要学习。如果大了还不会，就会被人认为是笨，他可能连对象也找不到。当怒族小伙向姑娘求爱时，首先向她弹响怀中的"达变"，"叮咚""叮咚"地向她倾诉心中的秘密。女青年听到求爱，会吹起"拟力"以作答。双方可以提问、讨论，相互交换意见。从思想到生产、生活等各种问题都可以"弹"，他们都能从对方的曲调和音色中理解其中的含义。据说有的青年从认识到结婚都未说过一句话，完全靠音乐来沟通，从中可以反映出他们对音乐的独到之处。这种独特的恋爱方式，也许在全世界都是绝无仅有的。

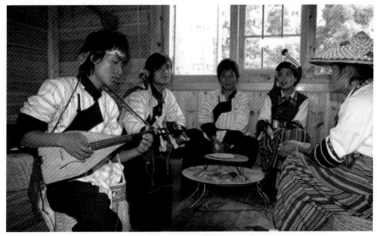

弹"达比亚"

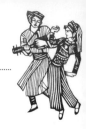

二、怒族的自然历法

怒族需掌握物候变化和物候周期，才能很好地在怒江大峡谷中生存，物候规律的作用在怒江峡谷比天文律法更为重要。自然地，怒族的规律就要取物候历了。当桃花开、阳雀叫后，他们就要翻田犁地；布谷鸟叫了，就开始种包谷、撒秧；野姜花开了，就种荞子、旱谷；小板栗树叶黄了就撒种大麦、小麦。

怒族认为每月初一、十五、属猪、属猴几天不宜耕种收割，因为这可能使庄稼歉收或收获的粮食受虫蛀、鼠吃。七月、九月是人的命月，不能砍木材，也不能做家具，否则，伐木者及其家属可能有不测。但如在八月砍过木材后，九月可接着砍。全年都可狩猎，但一、十、十一、十二这4个月为狩猎的最佳季节。

三、怒族传统节日有春节、鲜花节和山林节等

春节：怒语称"吉佳姆"，又称"盍司节"，时间为每年夏历的十二月底至正月，节期15天。每到腊月末，家家都要清扫庭院，除净火塘中的余灰，并用松枝装饰门面，地上及炊具餐具、各种器皿铺上一层绿松毛（松树叶），象征去旧迎新。除夕之夜，家家要吃团圆饭。初一凌晨，年轻的小伙子要抢先去井里打吉祥水，并给长辈拜年请安，长辈要拿出酒、油茶、麻花等进行招待。烧好的第一顿饭要先给牛和狗分出一份面饼和肉汤，因牛不吃

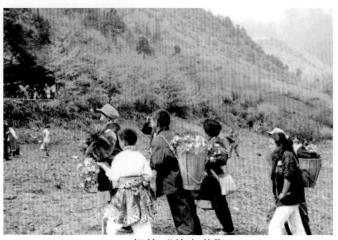

怒族"仙女节"

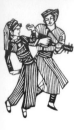

荤，主人要用手掰开牛的双唇灌进去。过年期间，杀猪宰羊，要相互送礼，邀乡里亲朋好友，共同聚餐，酒菜丰盛，情趣盎然。鲜花节：又称"仙女节"，是居住在贡山一带的怒族的传统节日，节期为每年夏历三月十五日至十七日。节日这天一早，怒族群众穿上盛装，带上早已准备好的祭品和野餐，手捧一束束鲜花，前往村寨附近的溶洞去祭祀，朝拜他们心目中的英雄"仙女"阿茸，并举行聚餐和各种娱乐活动。人们边吃边喝、边唱边跳，整个山谷都沉浸在古朴而隆重的节日气氛中。

山林节：居住在云南省兰坪县菟峨区的怒族（自称"若柔"人）为祭祀树林而过的节日。节期一般在树木枝叶茂盛的六、七月间举行。祭礼时要阖族参加，并排除其他民族的成员。他们集中到山上一片被视为"神林"的树林前，由巫师主持，杀黑羊祭祀，求神保护森林，免除各种虫灾、火灾等危害，使林木长得树高干粗。祭毕，就地烹羊同享。

根据支系不同和地区不同，怒族的其他主要节日还有桃花节、新米节、火把节、七月十四等等。

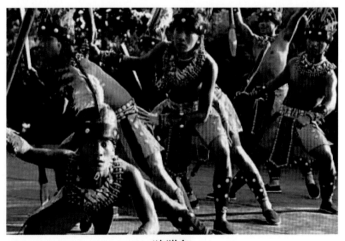

狩猎舞

四、怒族古朴典雅的模拟舞蹈与艺术

怒族是一个喜爱歌舞的民族，其舞蹈内容十分丰富，大部分为模拟动物的活动形象，如猴舞、鸡舞、喜鹊舞、鸟王舞等；也有表现生活场景和反映生产活动的，如锅庄舞、洗衣舞、秋收舞、割麦舞、

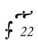

狩猎舞等，此外还有琵琶舞、脚跟舞等。舞蹈动作粗犷豪放，敏捷有力，节奏鲜明。无论喜庆和哀怒，怒族人民都能用歌舞来表达真挚的思想感情。如在婚礼宴会上，老年人唱的《婚礼歌》，先从人类起源唱起，分为《创世》《谈情》《牧羊》《剪毛》《迎亲》等章节。

五、怒族民间娱乐与体育

由于种种历史原因，怒族世代深居深山密林，过着半农半猎的生活。抬头见山，迈步遇沟，行路攀峭壁，越沟壑，自然环境给他们创造了许多天然的体育锻炼场地。为了延续生命，得以生存，适应外界环境以及大自然气候的千变万化，增强与自然灾害抗争，克服各种困难的能力，于是产生了许多以提高力量、速度、耐力、技巧等各种身体素质的体育项目。怒族传统体育项目有射努、爬杆、砍竹竿、秋千、顶杠、摔跤、拿石头等，这些体育运动源于生活，融生活与健身为一体，是人们征服大自然、改造大自然，以及乐观向上精神的再现。

怒族的生活环境造就其独特的生存意识与生存行为。他们自我保护意识极强，一方面祈求平安、稳定而封闭；一方面又渴求学习外来文化知识，强大自己。故而怒族民间医药的生存与发展呈现为非连续性和盲目性。

六、怒族文化教育的特点

教育与原始宗教活动相互交织。使怒族生活在一个"鬼魂"包围的世界中，宗教始终如一地充满了怒族的整个生存空间。举凡生老病死、婚丧嫁娶、稼穑、狩猎捕鱼、械斗战争、尝新节日、迁徙转移、弃旧择新、起房盖屋、选举头人等都要由族长或巫师主持相应的宗教仪式。由此可知怒族的生产生活、政治、军事无不与宗教紧密相联，有些宗教祷语甚至还是怒族生产生活中宝贵经验的总结。在日常生活

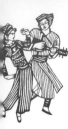

中，任何人都无法将怒族的传统文化教育与其政治、宗教清楚地区分开来，因为事实上它们正如水乳交融一样混为了一体。这是怒族教育特点之一。

怒族的家庭教育是怒族教育中的主要形式，内容广泛而丰富。在诸多教育中把口头教育与实际教育传播有机结合起来，别具一格。

怒族家庭教育在伦理道德方面主要是教育子女为人处世方面要正直、待人接物要热情、礼貌、不偷、不抢、不捡，要勤奋、不偷懒，要依靠自己的双手勤俭持家，艰苦朴素，不占别人的便宜，不依靠别人为生等方面的教育，提倡道德的价值高于生命的价值，主张品格之美高于外表和形式之美。

在医药卫生方面主要传授一些简单的草药、药用知识和一般常见病的预防和治疗，应急措施以及一些简单的的生活、生理常识，保健以及接生等方面的知识。

随着社会的发展和各种文化科学知识的普及，在怒族的家庭教育方面又注入了新的内容，如进行爱党、爱人民、爱社会主义的教育，遵纪守法、勤俭持家的教育和科学技术的传授、宣传等等。

口耳相传及模仿是传统文化教育的主要手段。怒族先民因无文字，把其生产生活经验、行为准则、道德规范、历史文化、风俗习惯等内容编在其神话传说、诗歌、歌谣、寓言、童话、歇后语、笑话、谚语、谜语、舞蹈等民间艺术及宗教祷语中作为口传的蓝本。后人通过《创世纪》《腊普和亚妞》《招魂歌》《送魂词》等就能了解本民族的起源、迁徙路径、谱系及人类起源的知识。后人听了《高山和平地的由来》《打雷的由来》，就会对自然界有一个朴素的认识。还有许多关于伦理道德、动植物知识、生产生活经验等类知识的传承也都借助了民间文学这一有益的载体。怒族甚至还将其至关重要的宝贵经验禅化，以使后人深信不疑。这些丰富多彩的民间艺术形式及宗教祷语在客观上使传统文化教育所包含的信息量大增，趣味性也变浓，记忆起来自然就很方便。正因为这样，怒族先民虽无文字，但他们也能一代

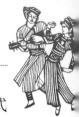

又一代地将其传统文化传承下来。怒族民间医药知识亦以同样的方式传承、延续。

第六节 怒族的宗教信仰

原始宗教是怒族地区现存的各类宗教中最古老的宗教。怒族人世代居住在怒江和澜沧江两岸，脚下有奔腾的江水，眼前有陡峭的山岩，身后有阴暗的森林和猛兽。在这种险恶的环境中，怒族先民与自然界的斗争是残酷的。他们能够取得一定程度的胜利，从而获得生存与发展，但又在很大程度上是无能为力的。自然界有时显得十分通人性，无偿地给予他们阳光、温暖和食物，这使他们对大自然产生强烈的依赖感；有时又显得十分凶恶，狂风暴雨，野兽侵袭，把人们辛勤劳动的成果毁于一旦，甚至危及生命，这使他们对大自然抱着强烈的恐惧心理，对大自然的强烈的依赖感和强烈的恐惧心结合在一起，就形成了怒族古老的自然崇拜。自然崇拜是怒族原始信仰活动中最古老的内容，其核心观念是"万物有灵"。在怒族原始宗教观念中天地日月、山川河流，特别是一些陡峭的山崖或参天的大树，以及其他自然现象，均被认为有鬼灵的存在或主宰。这些鬼灵被认为具有不同的分工和职能，从不同的方面影响或支配着人们的生活，人们对之采取敬畏、讨好和某些禁忌，不断向其祭祀，以求得庇护和保佑。

怒族的自然崇拜是一种对自然界直接崇拜的活动，没有人为偶体偶像的设置。主要是对天地、水火和山石的崇拜。在天地崇拜中，人们普遍认为天是男性、地是女性，即"天公地母"二者相合，生造万物；天有九层、地有七层，同男人有九个魂、女人有七个魂的观念相一致；兰坪和贡山的怒族还认为天神是至高无上的，有统属其他有关鬼灵的倾向性看法。在水火崇拜中，对水的崇拜主要表现在捕鱼捞柴的祭祀活动和天旱水涸时到雪山龙潭的祀雨仪式之中，对火的崇拜

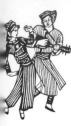

更多的是对于各家各户火塘的崇拜和禁忌，如兰坪怒族认为火神即灶神，其主要职能是保佑家庭和睦和家庭成员平安，因而又当作家神来崇拜。在山石崇拜中，主要是集中对崖神的崇拜。在怒族的自然崇拜中，崖神常常同山神、猎神以至雨神、谷神等混为一体而难以区分。如贡山怒族信奉的崖神"吉米达"，是一种集山神、猎神、谷神、生育神、婚配神和保护神于一身的重要神祇。贡山怒族聚居的丙中洛地区，是怒江峡谷的滇藏接壤处，到处都是悬崖峭壁，石灰岩溶洞亦较多，而较大的崖壁和溶洞几乎都有崖神（洞主）的传说。这类传说中的崖神，被认为主宰着山林的茂盛和野兽的出没，主宰着谷物的生产，也主宰着人间的疾病、婚姻和生育，甚至还主宰着各种自然现象如阴晴雨雾和月缺月圆。

在怒族原始宗教中，祖先崇拜的观念已有萌发，但很淡漠，祖先崇拜的习俗比较简单。同自然崇拜活动相比，其祖先崇拜的观念与活动发展尚不充分，祖先的作用显然不及自然界的鬼灵强大。

自然、图腾、祖先崇拜都是同灵魂、鬼神这些最基本的宗教观念的发展联系在一起的。"灵魂"一词，怒苏语称"亚拉"、阿龙语称"不腊"、若柔语称"腊拢"。各地怒族均普遍认为人的灵魂不止一个，兰坪怒族认为人的灵魂同他们影子相联系，光源从不同角度照来，映出几重阴影即有几个灵魂出现。而碧江、福贡等地的怒族则认为男人有九个魂，死后魂归九重天；女人有七个魂，死后魂入七层地。九重天和七层地都是灵魂受苦难的处所，所以人死后的招魂，就是把亡魂从九重天、七层地中领出，带到祖先生活的地方，那里被说成是有风有雨、有山有水，同人世间一样，因为是怒族的发祥地，是幸福的地方，亡魂应当回到彼处与祖灵团聚。

杀牲祭鬼、节日仪式、丧葬及招魂、占卜、神判和有关巫术，构成了怒族原始宗教活动的基本形式，并对社会生活产生重大的影响。

以消灾治病为主要目的的杀牲祭鬼活动，是日常生活中大量的、普遍的宗教活动。如同马林诺夫斯基指出的："巫术应用最广的地方，

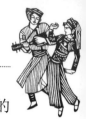

也许就在人们忧乐所系的康健上，在初民社会中几乎一切有关疾病的事都是靠巫术的。"被怒族人认为人们所患的各种疾病多由鬼神所致，对于需要用牺牲祭祀的鬼神，须经占卜才能知道，要用酒肉之类祭鬼，让其饱足满意，才能换回病人的魂，使其康复。在人们的观念上，人世间有多少种疾病或灾难，就有多少种鬼（见图表），鬼和病灾有一种相互对应的关系。这在客观上反映出怒族人对疾病的分类，以及自然现象与疾病相互关系的认识水平。如皮肤碰到荨麻叶即刻起疹疱，痒痛难忍，遂认为荨麻有使人得皮肤病的鬼或精灵，进而把司皮肤病的鬼称之为"荨麻鬼"（"尼白于"）。

与农业和狩猎等生产活动有关的祭祀，主要在播种、祈雨、收割、出猎前后和节日活动中对山神考神、谷神以及后来集中对崖神的祭祀仪式上。碧江怒族中主要的祭祀仪式称之为"妆为"或"作让为"，意为"买粮食的魂"，每年农历十二月二十九日举行，祭祀对象是集谷神、猎神、财神和庇护神等为一体的崖神。

祭祀活动中有明显的生殖崇拜遗俗，即用樱桃木削制的形似男性生殖器的"阿的的"搅伴食物。"汝为"的后一天是祈雨求平安的"夸白"，意为"敲犁头"。这些活动都以村社氏族为组织，成年男子参加，妇女被排斥在外。贡山怒族的主要祭祀活动是每年农历十五日开时的"朝山节"，又称"鲜花节"，以村社为单位祭祀崖神，在闪当溶洞接"仙奶"（即形似乳房的钟乳石滴水，认为饮用之后能消灾免难、医治疾病，特别是能使妇女怀胎顺产、婴儿健壮，用以浸泡籽种则能带来农业丰收等），同样充满着生殖崇拜的特色。兰坪怒族中则有杀黑羊祭山神的礼仪，祭毕封山，客观上起到护林保护生态环境的作用。怒族的祭祀活动是一种对生存环境的避难意识，既提倡保健身体，又敬畏鬼神。为怒族民间原始医学的思想基础。

贡山怒族地区和藏区接壤，藏传佛教在距今200多年前即由昌都、巴塘等地传入，它同怒族原始宗教在自然崇拜和多神信仰的观念和活动上有不少相近之处。二者对崖神的崇拜几乎是一致的。因而藏传佛

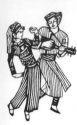

教接受了怒族原始宗教中关于崖神的传说和职能，怒族也吸收了藏传佛教朝山的某些仪式或巫术，每年"朝山节"祭祀崖神时，既有怒族巫师祭拜，也有喇嘛击鼓念经，形成了两种宗教祭祀仪式并存的特点。

19世纪末，基督教传入怒江地区。20世纪80年代以来，怒族中对基督教的信奉，有着明显的取代原始宗教的趋势。基督教的传入，改变了怒族社会传统的原始习俗，大量的杀牲祭危、耗费粮食来酿酒和仇杀械斗，均受到一定程度的遏制，客观上有利于怒族社会的发展。而出于教徒群众文化素质普遍低下，基督教的宗教活动中，亦不可避免地夹杂着一些原教宗教的传统意识和观念。既有本民族传统的原始宗教，也有藏传佛教，还有天主教和日益发展的基督教，构成了不同文化层次、不同宗教源流的多种宗教信仰并存的格局，这就是现今怒族在宗教信仰和活动中的最大特点。

怒族的禁忌主要有：不祭山神，不能开荒；不祭地神，不能下种；不祭猎神，不能狩猎；不祭水神，不能捕捞；不祭谷神，不能收割；不祭树神，不能砍伐；狩猎途中如遇路人，不能继续狩猎，需改日再去。不能砍伐神树，也不能在神树及祭神的岩石下大小便。未婚男子不能与青年妇女在较远的地方行走，或久坐一处。火塘上方的神位不能坐人，也不得从这里经过。忌讳别人踩踏自己的影子；儿童要禁食熊、虎、豺肉，禁食鸡爪、鸡血。妇女不能跨越弓箭、长刀及背板，不能参与杀猪、杀鸡，不能参与家族的重大祭祀活动，不能犁田。妇女在40岁前不吃心肺。

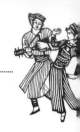

第二章　怒族的医药历史沿革

第一节　怒族医药与原始文化

从唐宋时期的族源形成至明朝，怒族医药处于民间医药的萌发状态，以适应艰苦的生存环境和受神与鬼的原始文化影响形成的原始医药经验简单、零碎，且带有一定的盲目性，积累传承只是通过口口传授，并无书文记载。

十五六世纪以前有关怒族宗教、祭祀未见相关的文献记载。这个时期，土地主要属于家族公社所有，由家族成员共同耕作。怒族社会内部无阶级分化，只有家族领袖，又称家族族长，怒语称"阿桑"。这个"阿桑"是由家族成员共同推举的，他的主要职能是处理家族内部的事务，包括主持祭祀活动。

这个时期怒族的原始宗教、占卜、祭祀已开始形成、发展及传承。由于自然条件恶劣，各种各样的疾病对广大怒族人民造成了极大的威胁，夺去了许多人的生命，从而在怒族原始宗教中形成了疾病皆由鬼神所致的观念，认为疾病与鬼神有着必然的连系，每一类的疾病，都有专门的鬼神来支配，有多少种疾病或灾难，就有多少种导致疾病的鬼，鬼和疾病有一定的对应关系。而在这些鬼神当中，除个别的鬼与较小的精灵以外，都只能祭不能驱，而祭鬼必须要敬祭品。所以，杀牲畜祭鬼治病就构成了原始宗教的主要内容之一。

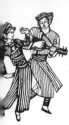

怒族的祭鬼治病大都围绕病人的状态施术。当病人处于昏迷状态或扯疯时，二名巫师占卜选择牺牲，病轻者用鸡、猪为，重者则必须用牛为牺牲，在一个野外较宽的地方巫师进行献祭。当病人处于病危状态时，就得祭"耀于"的家鬼，巫师先用竹签卦为病人占卜（女病人用刀卜）决定牺牲，祭祀的时间为一天，全村人都可以参加，并在这天内将所有的牺牲全都吃光。凡遇有跌伤、滚伤、被滚石砸伤、在械斗中受伤或被淹死、冻死等事件发生，巫师用鸡和羊来祭凶死鬼，先将牺牲杀死，将牺牲的血洒在每个参祭者的身上以驱邪，用松香不停地往火把上洒，并不停地边走边念，直至将凶死鬼送至人死的地方为止，还要将牺牲全都烧掉。

在怒族驱邪祭祀活动中，应用舞蹈与声音配合，以驱邪舞驱走病魔。《驱邪舞》怒语称为"秋拦嘎"，流行于福贡县境内的怒族村寨中。当人们得了不知名的病时，被认为是鬼神邪气上身，所以都要请巫师进行"秋拦"驱邪祭祀。驱邪祭祀时要准备活鸡、酒肉、带倒勾刺的茅草和长刀。将茅草做成伪装帽似，戴于人头上，将部分茅草垂挂在帽后。让病人站于屋中央，巫师手拿长刀围着病人挥舞长刀，时而跺脚，时而叫出牛声，做出项角动作，时而将口中所含之酒，喷向病人和火塘，而其他在场的人都要跟随巫师一起叫喊"秋……拦……"声助威，以示力大势强驱走病魔。

人们在生活中遇到一些常见疾患时，也进行占卜、祭祀。怒族认为眼病是由"密起"鬼造成的，此鬼一般藏于树林、水塘及路边，任何人遇上后均可能会得眼病，其"治疗的方法"是采用砍鬼的办法。祭师用刀边在患者的眼前摆弄，边将病人患病前走过的地方尽可能地念一遍后，把病人的眼屎擦在一小石头上，丢下山坡，以示鬼像石头一样滚蛋了。认为肺结核是大马蜂窝作怪，这种马蜂窝只有巫师才能看见，故患者要请巫师到家中用火将它烧掉。当人遭遇突发病及瘟疫时祈求巫师或祭祀者把鬼邪赶走。中暑或在新盖房中有人突然昏迷，认为是"秋"鬼作怪，要把此鬼赶走。在遇上瘟疫等天灾人祸时就

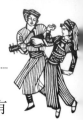

要用剽牛的办法来解决问题。怒族认为久婚不育或子女难养与夜鬼有关，夜鬼属勒墨鬼，要用勒墨语祭，深夜用乳猪祭祀并将祭品吃掉，不能留下，祭祀后3天内，病人不能吃葱、蒜、辣椒、橘子一类有辛辣及怪味之物，不能到脏的地方去。风湿、麻木、腰酸腿痛、关节炎是由"普于"的勒墨鬼制造的，祭祀地点常选在岩洞中，参祭者只能是病人与巫师，祭祀后余下的牺牲只能由病人与巫师同吃，不能让其他无关的人吃。瘆病是瘆病鬼使的坏，祭祀的地点要选在岩洞里或大崖下，巫师要将瘆病鬼送到其祖先所在地兰坪后才算完成。斑疹及其他一切皮肤病均为荨麻鬼使的坏，祭毕，祭师还要指着路，将荨麻送到它父母的地方去，祭后3天内不吃有腥味的东西，不到脏地方去。患有病因不明重病是院坝鬼所为（此鬼属傈僳鬼），祭祀地点选在院坝内，在院坝的角落处插上树枝，巫师头戴白布帽，肩扛长刀，手端酒，用傈僳语祭。

2009年出版的《怒江非物质文化遗产丛书——怒族神歌》一书，记录了怒族支系怒苏人在各种祭祀活动中的二十六首祭词，这些祭词用独特的方式真实记录了怒族先民们的生产、生活，也记录下了他们如何认识生命，如何看待疾病的起因，如何治疗疾病等内容。其中以乞求消灾治病为目的的祭词占了大多数。如"刮冷鬼"这首祭词就反映的是怒族认为导致突然腹部绞痛的原因是"冷鬼"，也就是"寒邪"，祭祀过程对病人心理安慰有助于疾病的康复的同时，"刮冷鬼"过程中祭师用刀刃由上而下刮病人的腹部，这类似中医的"刮痧"手法，这对祛除寒邪引起的腹痛有很好的治疗作用，祭祀方法在一定程度上也起到了缓解疾病的作用。此外，在巫术和祭祀后，食用祭祀用的肉类食物有补益作用；祭祀后忌吃腥、辣食物，保持环境清洁，也有助于疾病的治疗。巫师和祭司作为沟通人与鬼神的中介，在相应的宗教活动中亦积累了一定的治疗疾病的经验。这种巫医不分、巫医合一的现象普遍存在。

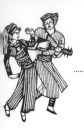

第二节　怒族医药起源与发展

明末清初时期，随着宗教巫术、祭祀、原始文化的发展，怒族民间应用食物、药物技术方法治疗疾病也得到发生发展。民间用的治疗方法有：医治犬伤（猪咬伤也可用）用虎骨粉敷伤口，或用锋利的剥蔑刀轻划若干个浅口于病者肚脐稍上部位，用手强挤出点滴鲜血后，取毒箭头的毒轻擦于刀痕处（也可用少许麝香敷之）。医者取约两调匙哺乳妇人之鲜乳汁直接滴入病者之眼内治疗眼疾。还有用拔火罐排除跌打劳伤引起的瘀血、污血，放指头血医治外感伤风引起的发冷发热症状，刮痧医治风寒、中暑引起的发冷发热，拔头顶发医治恶心症，弹血法医治手足无名肿痛或排除瘀血，"尿液洗眼"法医治红眼病或角膜炎。

怒族人应用草药的经验也在不断积累。据杨慎的《南诏野史》中载道："射猎或采黄连为生"；清人余庆远在其《维西见闻录》中载道："迩年其人以所产黄连入售内地"；乾隆《丽江府志略上卷》"官师略·种人"也载道："采黄连为生"。在这段时期的怒族医药，通过与其他民族的交流学习，逐步地掌握了民间常用药物的应用方法，如云黄连、云南重楼的清热解毒之用等。

民国时期，怒族的居住环境也很差。1949年，怒族同胞所住之房屋均为千脚落地的二层茅屋，下层关家畜，上层住人，室内空气很糟。1949年前的怒族民居中没有厕所，"吃家饭，拉野屎"，如一个人染上了传染病，其带菌之类便又通过狗、猪等家畜在家畜及人群中传播，常造成了灾难性的影响。与之相伴的各种疾病成了直接威胁他们生存的一大元凶。虽然怒江系药材王国桂冠上的宝石，但由于认识水平和对外交流所限，怒民对中草药材的利用率还极低，其民族民间医药发展并不好。怒族通过言传口授的方式流传下来的战胜病魔的经验和知识，还只是停留在实践应用阶段，尚未上升成为自己的医药学理

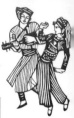

论。

　　新中国成立后，通过开展巡回医疗，培训卫生员、种痘员、防疫员，建立基层卫生组织，怒族地区落后的卫生状况有了改变。但怒族一般居于高山、坡地或河谷地区，由于地理环境的制约和交通不便使得怒族地区的卫生医疗状况一直比较落后。怒族医药在怒族同胞的防病治病中仍起着重要作用，怒族民间医生利用当地丰富的药物资源及长期积累的经验为群众治病，同时开始学习中医药知识，怒族医药得到了发展。

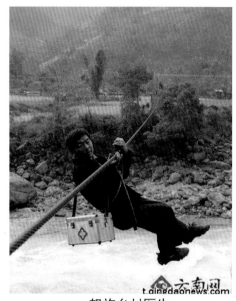

怒族乡村医生

　　怒江州各民族积极响应1951年实施的《全国少数民族卫生工作方案》提出的"对于用草药土方治病之民族医应尽量团结与提高"及"发展民族医药，拯救民族医药遗产"的号召，1952年贡山县卫生院吸收民间医生刘树槐到卫生院工作。1956～1957年，刘树槐到昆明中医学校学习，提高了中医技术水平。1957年全年中医门诊3684人次，针灸治疗1154人次。1960年贡山全县卫生院中药室开展技术革新，自采、自制中草药，用二甘散、避疟粉治疗疟疾，用香连丸治疗痢疾，用阿魏膏、祛解丸治疗肿病，用紫草根预防麻疹，用白及、重楼治疗肺结核。1954年，怒江州卫生系统组织对福贡县境内民间草医草药、土方土法进行调查。1966年以后提倡"三土"（土医、土药、土方），使中草药的应用达到了前所未有的普及，怒族民间医药也得到较好的发展，5种怒族药分别收载在《中国民族药志》第一卷、第二卷和《云南药品标准》（1974年版）。2001年成立了怒江州民族医药研究所，怒江州的民族医药学术活动得到进一步开展。有力地促进怒族医药的生存与发展。

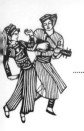

第三章　怒族民间医药的医技医法和特点

随着社会的变革，生产力的发展，人们的社会意识在发生变化，医药卫生也在发展。新中国成立以来，这种发展变化尤为显著：昔日有病首先求神，今日有病则首先求医。只是在久治不愈的情况下，极少数人为了抚慰病者，才偶尔施以祭祀。尽管如此，较之过去，思想观念还是发生了根本性的变化。在这里仍需说明，当今怒族民间的卫生观念还是淡薄的，医药知识还是肤浅的。

怒族医药在从远古走向现代的过程中，由于其历史文化与医药发展不平衡，医药传承和传播的水平受环境和语言的影响，以及外来民族包括医药文化在内的知识渗透，其民族医药学相关知识结构稳定性差，所以其医药学的民族性比较模糊，因而也就没有医药理论可言。

在怒族聚居地区有散在民间的怒族医药活动，每个村寨一般有其代表人物。在当地居民的疾病防治中，他们起了一定的作用。主要治疗常见多发病，如骨折、跌打损伤、风湿疾病、妇科不孕和炎症、结石、肝炎等。他们的行医技能一般通过两种途径获得，一种是家族祖传，这部分人一般无执业许可证。另一种是在当地卫生行政部门组织下，进行过系统的中医药理论学习和培训，在长期的实践中，充分利用当地的药用资源，形成了自己独特的医技医法。治疗主要以中草药为主，多数中草药是上山野采集来。怒族战胜病魔的经验和知识主要是通过言传口授的方式流传下来，总的来说，还只是停留在实践应用阶段，尚未上升成为自己的医药学理论，至今没有形成完整的医疗体系，属于继续发展和渐进系统化的民族医药。

　　怒族医药长期以民间的形式存在和流传，没有得到系统的文字记载和总结，其传承方式、医技医法、治疗以及用药等问题，我们仍然可以从相关的文献资料和怒族民众的口碑以及从现在的老民间医生、甚至是老艺人中收集、整理、完善。

　　怒族医药调查范围依据2006年云南省行政区划分布统计，怒族现

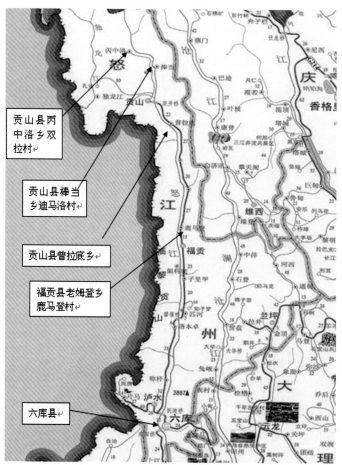

贡山县丙中洛乡双拉村

贡山县棒当乡迪马洛村

贡山县普拉底乡

福贡县老姆登乡鹿马登村

六库县

怒江州怒族分布地图

主要分布在云南省怒江傈僳族自治州、散居在迪庆维西怒族自治县。调查地域主要是福贡县老姆登、鹿马登村、贡山县迪麻洛、丙中洛、双拉村、六库等区域。我们对怒族分布及医药存在概况进行了初步调查。调查区域覆盖了怒族聚集区80%以上。

　　前期怒族医药调查研究主要进行了文献资料收集和整理。通过网络、书籍、杂志期刊，了解熟悉怒族的基本情况，包括人口数量、主要聚集地、历史沿革、地理气候、风土人情、饮食习俗、宗教礼仪、民族支系等等。收集公开发表的怒族医药文献，并进行整理。

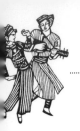

第一节 怒族民间医药常用医技医法传承方式

一、祖传

即父传子，子传孙或母传女，女传孙女等方式沿袭相传，但也有传子不传女或传女不传子的。主要以口述为主，靠自己的记忆和实践操作传承。

二、自学

以自阅医书、部分跟师或自学医道等方法自学。也有广泛搜集当地流传方法，一病一方一药的学习者。

三、民间流传

怒族民众为艰难的生活困境所逼迫，适应环境的心理意识促使其聚居时必须熟悉和采用生存环境内的生物资源。因此在怒族聚居区，人人都会用当地草药预防、保健、养生和治疗一些疾病，就有了医药技法在民间的流传和应用。

第二节 怒族医药技术方法

怒族民间医药常用的医药技术方法主要有以下几种。

一、民间医治疗外感伤风的医技方法

放指头血：此法用于医治外感伤风引起的发冷发热症状。重者手指、脚趾血都放。

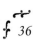

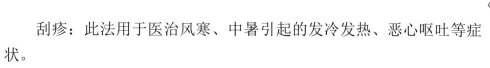

刮疹：此法用于医治风寒、中暑引起的发冷发热、恶心呕吐等症状。

猪下巴骨髓涂肿部：此法用于医治淋巴炎。取存储的猪下巴骨髓少许，直接涂于红肿部位，如此反复若干次。

二、民间医治疗感染性疾病的医技方法

治疗肺结核：白及，百合，百部。用水煎服。功效：清热润肺。

取婴儿尿液两调匙，少许尿液与数粒梧桐脂丸浸湿，供病者内服，如此反复若干次。此法用于医治轻度痨伤。

治疗腮腺炎：用蜈蚣油外擦。功效：活血解毒。

治疗肝炎：龙胆草，凤尾草，铁扁担，鱼眼草。功效：清热解毒。

三、民间医治疗眼科疾病的医技方法

"滴乳于眼"法或"滴鲜葡萄藤汁于眼"法：此二法用于医治沙眼、火眼和异物入眼症。医者取约两调匙鲜乳汁（哺乳妇人之乳汁）直接滴入病者之眼内；或医者取约15厘米长的若干截鲜葡萄藤，医者将藤之一端近对病者眼睛，一端含于自己的口内，使劲向外吹气，将吹出来的藤汁滴于病者眼内。

"尿液洗眼"法：此法用于医治红眼病或角膜炎。病者取自身凌晨的尿液洗双眼。

四、民间医治疗外伤及活血止痛的医技方法

刀割中毒点：此法用于医治蛇咬伤或毒箭伤。先用锋利之刀将伤口部位割掉（或抠掉），而后再外包一种叫"阿席扒"之怒药，效果极佳。

虎骨粉敷伤口：此法用于医治犬伤（猪咬伤也可用）。取微量虎

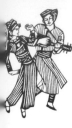

骨粉末（虎牙、狼牙粉末更佳）直接涂撒于犬咬伤部，效果特佳。

怒制酒抹敷伤口：此法功能同上。

弹血法：此法医治手足无名肿痛或排除瘀血。取一利口小磁块，将竹筷粗端划一道缝，夹进磁片，用线捆固。医者用此物对准红肿之中心部位，手指用力弹磁片钝端，待弹口鲜血外溢后，又用一小蔑拍打血口数分钟。不见好转，则数日内可反复使用此法。

拔火罐：此法用于排除跌打损伤引起的瘀血、污血。具体方法有繁有简。

熊油除毒法：被毒刺戳入身体，或被毒蜂蜇伤，毒刺残留于体表，取少许熊油涂于伤口周围，可自行排除毒液或毒刺。被狗咬伤后也可用此法治之。民间怒医认为此法可以排毒、消炎、促进伤口愈合。

五、民间医治疗接骨常用方技

处方组成：大血藤、丹皮、紫草、血满草、骨碎补5种草药，晒干，适量，水煎，内服或外敷。

【功效】活血止痛。

【主治】骨折及外伤疼痛。

【疗程】根据病情轻重确定，一般服用5～10剂水煎剂。一剂药可持续服1～2天，10～20天为一疗程。

处方组成：大血藤、三分三、续断、柴胡、紫英5种草药，鲜用或晒干备用，水煎，外敷。

【功效】活血止痛。

【主治】骨折及外伤疼痛。

【疗程】根据病情轻重确定，一般敷用5～10剂水煎剂。一剂药可持续外敷2～3天，10～20天为一疗程。

以骨碎补、五爪金龙、血藤等药为主，配成多方医治接骨。

以刺头菜根、续断、岩陀等药，外用敷药竹片夹板固定。疗程1月以上。

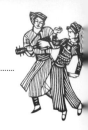

六、民间医治疗牙痛

烟熏治虫牙：此法用于医治蛀牙痛，取曼陀罗籽约20粒，置于竹简内使其燃烧，患者用嘴吸其烟。

口含花椒止痛：此法用于医治牙痛症。取10粒花椒，含于口中，以求止痛。

七、民间医治疗风湿水肿的医技方法

以丹皮、血满草为主的配方治疗风湿水肿。功效利水退湿。

治疗风湿：岩陀、伸筋草、续断、刺五加等10味水煎内服，附片、三分三等6味水煎，外用搽药。功效：清热利湿。

治疗蛇咬伤：用5～6种药材+麝香+白头翁+烟油涂抹伤口。

治疗风湿性关节炎：雪上一枝蒿、大狼毒、草乌，煎外洗。功效：消炎、止痛。

八、民间医治疗胃肠疾病的医技医法

处方组成：仙鹤草、冬瓜树籽、松树寄生、大麻果、罂粟壳等5种草药，新鲜，适量，水煎，内服。

【功效】清热，止泻、止痛。

【主治】痢疾，腹泻，腹痛。

【疗程】根据病情轻重确定，一般服2～3剂汤药。一剂药可持续服1～2天，3～5天为一疗程。

吃火烧蛋：此法用于医治肚泻、拉痢症。取一个鸡蛋打开一个小口，将蛋置于火灰之上烧烤，待蛋液外溢到糊状，即可食用，如此反复数次。

治疗痢疾：仙鹤草、罂粟壳等药，水煎服。功效消炎、止泻。

治疗痢疾：黄连、黄柏、仙鹤草、厚朴、罗锅底等药水煎服。功效清热消炎、止泻。

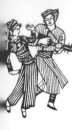

喝生香油：此法用于医治便秘症。患者喝少许（约20克）生香油或生麻籽油，即可通便。如此反复数次效果更显著。

喝猪蹄爪汤：此法用于医治消化不良症（主要是积食症）。取猪蹄爪数个，置火中烧烤至焦，焌于开水中内服，反复数次更佳。

板栗炖猪蹄：此法用于医治（排出）妇女产后污血不下或体虚症。取板栗约500克，猪蹄两只合炖透熟后食之。

对小儿消化不良时用外治法：经常腹泻在鱼际肌划开一口子，用刀挤挑出像鱼子样东西，一刮出即好，严重的人划两手。

"片卤""史片"："片卤"法医治胃气疼或阑尾炎，"史片"法医治胆绞痛等症。"片卤"法用锋利的剥蔑刀轻划若干个浅口于病者肚脐稍上部位，用手强挤出点滴鲜血后，取毒箭头的毒轻擦于刀痕处（也可用少许麝香敷之）；"史片"法则用剥蔑刀轻划若干个浅口于病者之肝下部，其余做法与"片卤"法同。

拔头顶发：此法用于医治恶心症。医者首先用手轻拍病者头顶若干次，然后揪住一束头发，待其从根部发出"咄"的响声后，又换揪另一束头发，如此反复若干次即可。

喝"金不换"汤：此法用于医治食物中毒症。取金不换（中药）约30克，水煎服。

九、民间医治疗男、女尿急、尿痛症

"倒回龙"汤：此法用于医治男、女尿急、尿痛症，取倒回龙200克（新鲜者更佳），煎后服汤。功效：清热利尿。

喝"绿豆汤"：其作用同上。取绿豆200克熬熟后食之。

十、民间医治疗男、女不孕不育方

妇女不孕方：吞服烧焦后的雄性阴毛末，妇女手握备用的熊鞭。

堕胎药：野棉花取根煎服，吞服适量麝香粉末等。

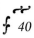

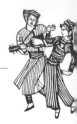

男性不育方：取双参若干对、狗鞭、骡鞭、骡肾等炖食。

此外，怒族民间对夹汗、接经骨、性病、发摆子（疟疾）、某些包块病也有一定的治疗经验。

除上述这些方法外，怒族民间还有一些秘方（实际效果如何则难以测定）、怪方。巫术的存在以及巫师参与治病活动，成为怒族医药经验积累阶段的突出特点，如"米亚楼"和"禹古苏"占卜生老病死，民间残留的五毒降头之术用于精神调控。如何甄别巫术与医疗行为还有待于深入的调查研究。

由于怒族大多生活在依山傍水的河流冲积扇地带，常翻山越岭、狩猎等活动，易导致外伤、骨折，因此怒族民间对外伤、骨折、肠胃等疾病均有独特的防治方法及处方药物，有待更深入地对文献资料、典型医案进一步挖掘整理。

怒族民间医药知识与经验的积累、传承主要依靠口述语言交流、学习，没有文字记录。怒族过着半农半猎的生活，封闭的社会意识对怒族的民间医药思想产生了很大的影响。怒族民间医药医药方法存在如下特点。

第一，具有零碎性的特点。表现在它还不能分门别类，还未形成系统性和整体性的功能。

第二，具有简单性的特点。不难看出它还带有一定的盲目性、片面性。人们只知其然而不知其所以然。

目前，对怒族医药的相关文献知之甚少，对怒族医药的研究还未深入，对怒族传统医疗经验、用药特色的调查及整理也还没有系统展开，所有这些都是怒族医药研究所面临的挑战，但也为探索和研究怒族医药提供了极好的机遇。近年来，随着社会的发展与现代化的推进，许多原本传统的生存方式已经为外来因素所干扰，怒族医药同样也面临逐渐消失的危险。

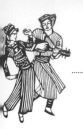

第四章　怒族对于疾病的防治与养生保健的食品与方法

　　在怒族民俗活动中蕴含着丰富的保健意识，怒族的民居、服饰、饮食、及体育活动多与民俗活动联系在一起。从民俗文化入手研究民族医药文化思想是一条重要的途径。医学不仅是防病治病的知识体系，它还是一种生活方式，防病治病的知识和经验会成为一种习俗而被传承。所以民俗与医学相互交叉、相互渗透、相互影响。怒族的民族医学不仅体现在医疗活动中，还蕴含在传统的生活习俗之中，体现在衣食住行各个方面。对于维护健康、防治疾病有益的一切生活方式，都是民族医学文化的重要组成部分。

　　怒族的先民和其他民族的先民那样，也经历了"茹毛饮血"的生活方式。在艰难稚幼的先民时代，怒族先民同恶劣的自然环境作生死抗争，但任然时常衣不蔽体，食不果腹。随着历史的发展和社会的演进，怒族的生存条件得到改善，随着生产力的提高而逐步提高，经历了历史与审美的同步演进。因此，怒族的生活习俗是怒族人民创造历史的结果，也是古老民族的文化历史和传统审美的结晶。

　　怒族衣食住行习惯的形成，有其社会根源和历史根源，具有鲜明的民族性和地域性，是一个民族的文化和共同心理素质的具体表现。由于历史背景、自然环境、社会文化及饮食原料的不同，怒族人民在长期的发展过程中形成了一套独特的生活习俗。

　　怒族在各地的起居习俗也不同，贡山的怒族，起床后就要洗脸，然后打一次酥油茶喝，喝完酥油茶后就下地劳动或喂牲口，到十点钟左右时才煮午饭吃，过后再下地劳动。要是在山里较远的地方劳动时，就更早一些。兰坪的怒族起得早，早点一般做粑粑吃，同时喝一点茶。到了十点半左右时又煮午饭吃，过后才又下地劳动。这种劳动一般是房前屋后的劳动，有利于身体健康。

第一节　怒族的民居与服饰

　　怒族人的居家是别具一格的，俗称"千脚落地"房。怒人居住在怒江和澜沧江两岸，海拔高低悬殊，错综复杂，气候垂直多变。怒族地区资源丰富，盛产木材、竹子、茅草、卵石、石材以及砖瓦等建筑材料。长期以来，怒族人民就是根据所处地区的资源情况并适应上述自然条件和自身的经济技术条件，发明了这种建在陡坡地上的"千脚落地"房。此房的特点是：人住楼上，下

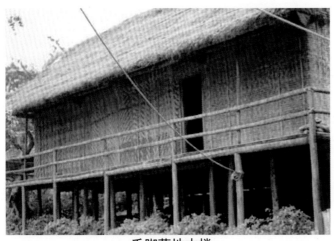

千脚落地木楼

养牲畜。这种房能御毒蛇猛兽、避潮湿、防洪水、通风散热，能够就地取材和节约建房费。

　　怒族服装和其他民族的服装一样，均有审美和保暖的作用，特别是贡山境内的怒族羊毛布做的衣服非常温暖，适应人们在海拔高、气候冷的地方生存和生活。碧江县境内的怒族妇女穿裙子，因有些地

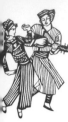

方气候热，穿裙子可以起到散热的作用。有时在野外找到一些食物，也可以利用裙子携带回来。另外，怒族妇女常在外劳动，有时玉米地离家较远，人们需要住到地里早已搭好的工棚里，在没有被盖的情况下，可以用裙子来当作被盖。白天为衣，夜里为被，极为方便。

第二节　怒族传统文体活动

怒族传统体育活动具有一定的健身作用。通过体育锻炼，增强体质，达到防病健身的目的。常见的项目有射弩、秋千、走高跷、打核桃、下"母猪棋"、顶杆、抛石子、爬竹竿、踢脚、摆摆脚、爬绳等多项活动，比较具有怒族特色的是溜赛、转杆、摔跤、打棉球、日姆达。

溜赛：参赛人各自备好溜板，用麻绳系在腰上，由江的一头过到对岸，在规定的时间内，谁先过到对岸，谁就是过溜的胜利者。溜赛男女均可参加，但一般要求体质好，并有一定的滑溜技巧和胆量。如不具备这些条件，很难渡溜。过溜赛活动一般在春节举行。

转杆：是怒族男青年的体育项目和娱乐活动。备一根长约1.5米的小木棒或竹竿，将竹竿触地，两手扶住竹竿下端，两脚略分开，然后从杆杆下面转体360°翻回到原来的位置，转身时，不能移动杆杆，同时身体不能落地。如竹竿被移动，即使身体转回原来的位置也为输。这种转杆有一定的难度，参赛者必须具备一定的技能和体力。

摔跤：是怒族男女青年喜爱的一种民间体育活动，摔跤活动的条件是年龄要相称，男对男，女对女，人数不限，单人对单人或双人对双人，也有一人对三人，男对女也可以，但体质要相当。怒族摔跤有两种：一种是双方靠近，用一只手各自抱住对方的腰部，另一只手拽住颈部，摔跤开始时，两个人便用力相互摔跤，直到将一方摔倒在地上使对方翻不了身为止；一种是摔跤时双方要相持一定的距离，并做好摔跤姿式，当摔跤开始时，双方迅速冲向对方，拽住对方的腰部、颈部或拉住手，但不能抱腿或拉脚，如抱住一方的腿和脚者视为犯规。摔跤场地一般选择在谷场或草地。

打棉球：是怒族地区最早进行的娱乐活动和体育比赛项目之一。这种棉球是用一定数量的棉花裹成小团，用麻线交叉绕紧做成的。如没有棉花，则用蔑球取代，即用剥好的蔑片去除粗糙部分按不同大小编制成球形。球圈以蔑条（片）代替，固定在树桩、木板或篱笆上，赛球时各队人数相等，并按比赛规则进行，谁投到圈内的次数多，谁就是这场打棉球或蔑球赛的优胜者。现在进行球类比赛已不再使用棉球或蔑球，而是用皮球代替。

日姆达：贡山怒语，即猜猜调，是怒族的娱乐活动项目，主要流行于贡山县境内。其方法是不论男女，把自己最喜欢的东西，如戒指、耳环、包谷籽、火柴棒等打上各自的记号，凑齐后交给一人管理，然后由管理实物的人将上述东西混合在一起，两手合拢摇几下后，每次取出其中一物，叫会唱猜调的人唱，然后再由其他人或唱猜调人解释歌词内容，得出什么结论，各人去认自己的东西。算准算不准，由各人去判断，若判准了，就不再进行猜猜调；判不准了，还要重新算。连续进行三次都算不准，则取消资格。这种"日姆达"活动，只在晚上进行，男女不限。

第三节 怒族民间防病保健的饮食习俗

在怒族人民家庭教育中主要传授一些简单的草药、药理知识和一般常见病的预防和治疗，应急措施以及一些简单的生理常识、保健以及接生等方面的知识。至今，在怒族居住的很多乡村，妇女分娩时，

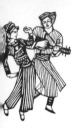

除特殊情况下，一般都不到医院产，而是由村中熟悉这方面的妇女来接生。其次还传授了毒药、毒箭的配制，各种动植物采集、加工和风味食品的制作。

怒族食用植物同贡山怒族的生产、生活密切相关。怒族大多生活在依山傍水的河流冲积扇地带，家家户户都有水田、轮歇地和菜园地，栽种着适于当地气候和和环境的多种作物、蔬菜和果树。此外，他们还依靠采集野生植物(森林小产品)补足日常消费和调节膳食，包括水生、块茎和叶茎类食用植物，以及食用菌类、竹笋和野果等。采集所获的野生食用植物是怒族不可缺少的食物来源，仅有少数在集市销售，成为家庭的副业收入。野菜的采集活动一年四季都可进行，田边地头的鱼腥草，生长在高山上的竹叶、嫩竹笋是主要的采集对象。除高等植物外，怒族还采集近20种菌类供家庭消费或出售，主要种类有银耳、木耳、黑皱木耳、皱极木耳、珊瑚菌、鸡油菌、云南鸡油菌、牛肝菌、侧耳、红菇等。

怒族的药用植物应用十分广泛，包括多种中药材，其中胡黄连是怒族常用于与外界进行物资交换的一种重要药材。在怒江丙中洛一带，它大多生于海拔3600～4400米被雪水冲刷过的土地和高山流石滩上，在土壤肥沃、湿度较大、腐殖质深厚、天然郁闭度为50%左右的阳坡生长最好。每年的8～9月，怒族人便上山采挖胡黄连，制成干品后供交换或家庭用。怒族用它的根茎入药，胡黄连有清热燥湿、杀虫、消疳的功能，用于治疗小儿疳积、目赤、潮热、黄疸、痢疾、痔疮等病症。黄连，亦称云黄连，是怒族（同时也是高黎贡山北部地区）最重要的野生药材之一。黄连是怒族用来治疗痢疾、目疾赤病等多种病痛的常用药物，可谓每家必备。野生黄连在丙中洛一带分布于海拔1900～3000米的阴湿林下，每年11～12月，是怒胞上山采挖野生黄连的时候。黄连采回后，在日光下晒干或火塘上烘干，供自用和换取生产生活物资。大约50年前，怒族人从附近兄弟民族那里学会了人工栽培黄连，目前，很多怒族的庭园里都栽有黄连，以备急用。由于过度采集致使野生资源减少，贡山县各民族栽培黄连的面积和数量越来越多。茯苓也是怒族采集利用和以物换物的一种名贵药材。茯苓生长在海拔1500～2600米山坡上的松树林下，怒族既用它作为治疗疾病的常用药，又用它作为强身健体的保健品。除了采集野生茯苓外，怒族人也人工栽培少量茯苓。除上述3种药用植物外，怒族还采集利用其他药用植物，常见种类有石菖蒲、车前、漆树（也称"干漆"）。

怒江峡谷因高山深谷特有的自然条件，形成寒、温、热三种气候：江边湿热，山腰温和，山巅寒冷。这种自然地势的高差悬殊和气温悬殊，形成了植物的垂直分布，各种作物易于生长，这就为怒族人民提供了各种各样的食物材料。怒族人民充分利用优越的地理条件和丰富的动植物资源发展出一系列具有食疗价值的饮食。

一、榨漆油

漆树是查腊怒族村各家庭最主要的传统经济林木，成年漆树每年结一次果，颗粒圆形，白色，秋收后收获。

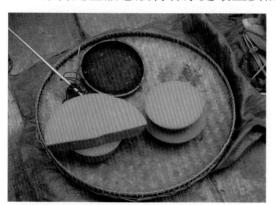

制作漆油的方法：把漆子煮熟，放入一纱布口袋中，纱布口袋放在漆油板上，使用杠杆原理挤压沙布口袋，漆油被挤压流入盛器中，凝固，制成块状的漆油。油漆分两种，果实成熟透后炸出的是黑油漆，果实成熟不够的，炸出的漆油呈乳状，叫白漆油。漆油是查腊怒族认为最滋补身体的油料植物。

二、榨核桃油

查腊怒族除了榨漆油外，还榨核桃油。其方法是，先把核桃敲碎

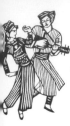

后放入臼中舂成泥状，放入铁锅中炒干后，放水大火烧煮。因为油比水轻，所以都慢慢浮到水面，待水煮干后，仅留下油，掏出即可。

核桃油味道纯香，营养价值高，是春节等节日做菜、炒肉的最佳油料，比较受查腊怒族欢迎。

三、红烧硕鼠

竹鼠、飞鼠、雪鼠、松鼠、山鼠等是旧时怒族向统治者缴纳的贡品及赠送亲友的山珍。这些鼠类在怒江几乎到处都有，是怒族最喜欢吃的野味之一。其方法是将这些鼠剥皮、去内脏，砍成小坨后放入锅中用漆油煎黄后，再放入葱姜辣子等作料与水一道焖一下即可。红烧硕鼠具有强身健体，防治感冒、疟疾的效果。

四、斜拉

汉语意砂罐醉鸡。原料：嫩母鸡、食盐、姜片葱白段、白酒、漆油。其制作方法是：①将鸡宰杀放血，烫水去毛，开膛取出内脏，洗净，按就餐人数人均1块下料。②锅上火烧热，倒入漆油，至六成热时下鸡块爆炒至鸡块呈金黄色，把鸡肉和漆油一同倒入砂罐内，加盐、葱段、姜片、白酒，盖上碗，碗内注入冷水，用面糊封严罐口，置于小火上焖2小时左右即可。此菜以酒代水，酒味醇厚异香，鸡肉脆嫩味鲜，滋补健身，有治疗风湿、妇科等病的功效。

五、素炒苦荞叶

怒江地区民歌"荞杆有门杠粗，荞叶似斗笠宽，荞粒有鸡蛋大，一束穗结籽可做3个馍馍，老人吃了可高寿，孩子吃了长得快，青年人吃了身体快，姑娘们吃了特别美"就形象地讲述了荞麦的神奇保健价值。每年七、八月，即可采集荞麦嫩叶。可直接用其素炒、煮汤，也可焯水后凉拌。该菜不仅味美可口，还具有理气止痛、健脾利湿的功效。

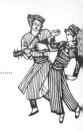

六、董棕粉羹

董棕粉是珍稀濒危植物董棕树髓心所产淀粉加工而成，董棕粉可代粮充饥，也可酿酒。董棕粉形似藕粉和土豆粉，晒干后加糖调成糊状即可食用。董棕粉为浅粉红色、有光泽的粉末，质轻，手捻之有滑腻感，无臭，味淡、微涩。董棕粉在怒江地区到处都有销售，其具有健脾、止泻的药用作用。主治消化不良、腹痛腹泻、痢疾等胃肠道疾病，当地父母常用董棕粉直接冲开水给小儿食用，治疗小儿的肠胃疾病。当地人会将其作为早餐食用，认为其有滋补身体的作用。

七、漆油鸡（漆油炖鸡、漆油焖鸡）

漆油是最具怒族特色的食材，它是从漆树籽中压榨出来的油脂，是怒族人民日常烹调用油。漆油籽富含蛋白质、脂肪、粗纤维、钙、磷等多种人体必需营养元素，其粗纤维含量比玉米高出15倍。怒族民间利用漆油的营养和药用价值，用来炖鸡食用。漆油炖鸡是怒族的传统食品。漆油具有催乳、补血、止血、止痛、止咳止喘、消炎、恢复体力、提神补气、舒筋活血等独特功效。怒江大峡谷各族群众自古将其用作产妇（引产、流产、正常分娩）、痛经、手术病人、年老多病、心悸、胃病、风湿、体虚、跌打疼伤等病证的营养保健品。据说在怒江的村寨，产后妇女食用漆油炖鸡三日，就可下床种地干活。

八、荞米砂饭

荞米砂饭的加工方法是将晒干的荞子用开水泡至破皮时，捞起晾干后放入碓中加入少量的温水舂。将荞子舂了脱皮后，用筛子将荞皮筛去，剩下的就是荞米砂。荞米砂既可煮成干饭也可煮成稀饭，其制作方法与包谷砂稀饭及干饭相似。怒民常喜欢将辣子、核桃仁、姜、盐等混在一起舂细后加入水制成汤汁泡饭吃，怒族人民将此种食品叫做"辣子泡饭"。由于怒江的荞子不多，故相对来说就显得很珍贵。

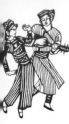

另外，荞米砂饭比较可口，还能帮助消化，而且营养也很丰富。

九、石板粑粑

石板粑粑是怒族最具特色的饮食之一。烤粑粑时，先将石板放在铁三角上烤热，把用水调匀的包谷面或者荞面和麦面均匀地倒在石板上，覆平，约10分钟翻一次，待烤得粑粑两面金黄即可食用。用石板烤出的粑粑受热均匀，不易枯焦，味美香脆。

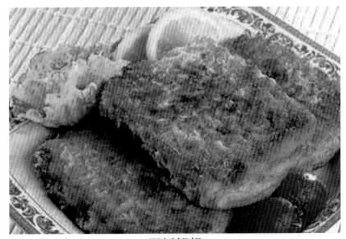

石板粑粑

十、荞面灌肠（怒语"瓦冬"）

瓦冬的制作方法是杀猪后将猪小肠清洗干净，一直洗到只剩肠衣，将荞面撒上食盐、花椒、草果等佐料，用猪血拌均匀后灌入肠衣，煮熟即可食用。食用时用刀划开，放在火塘边烧。荞面灌肠味道清香，别具特色。

十一、魔芋豆腐

怒族地区每个家庭均有种魔芋的习惯，而魔芋豆腐是怒族蔬菜中不可缺少的。其做法是将魔芋洗净去皮，用锋利的篾片弯成弧形后刮磨魔芋，把刮下的魔芋放到深锅里煮，在锅里放上一定数量的沉淀后的石灰水，煮熟后捞出洗净，便成了魔芋豆腐。常食魔芋豆腐，有开胃、健胃和增加食欲的作用。

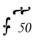

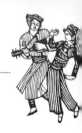

十二、树花菜

树花菜是怒族最喜食的蔬菜之一。树花又名树毛，是寄生于漆树、水冬瓜树、核桃树上的一种名菜，一般用于婚丧嫁娶和节日待客用。树花菜的加工方法是，将采集到的树毛放在锅内，然后倒入经过过滤的灶灰水煮上片刻，捞出后淘洗干净，便成树花菜。树花菜有两种吃法，一种是凉拌树花菜，即在树花菜里加入拍碎的大蒜、芫荽、辣子、盐拌匀后便可食用；一种是肉片炒树花菜，即在一油锅里放上肉片同树花菜一起炒，加上佐料即成。

十三、麻子豆腐

怒族副食品之一，即将麻子用碓舂细后放在盆里加适量水搅拌，用一块布把渣滤去，然后将麻汁置入锅内用旺火煮片刻，捞出后放在大簸箕里冷却，便成麻子豆腐。食用时加点盐即可。常食麻子豆腐有健脑提神之作用。

十四、漆油茶

漆油茶系怒族所喜爱的饮品之一。其制作方法是将茶叶放在锅中干焙至黄色，再将开水倒入锅中煮一下。接着将锅中的茶与水一同倒进一个篾编的勺状器皿中将茶叶滤出。将茶水在两个罐中反复倒上几次后，再将茶水与漆油、核桃仁末、芝麻仁、盐等一同放在一个竹筒中反复搅拌一阵后即可倒入杯中畅饮。漆油茶具有止痰化瘀、提神醒目、治疗风湿的功效。

十五、烤茶与烧茶

怒族有饮茶的习惯，他们饮茶的方法比较特殊。其方法有两种，一是烧茶，二是烤茶。所谓烧茶是将茶饼弄成小坨，放在木炭灰烬里烧至有糊味时取出，再放入茶罐中加水煮上一阵，待水开后即可将水

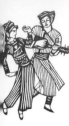

倒出饮用。烤茶的方法是将茶叶放在茶罐中烤至黄色后，加入开水，边烤边喝。烤茶时，茶香四溢。经烤过的茶烧出的水比较醇，味道也很浓。无茶瘾或不常喝茶的人则不习惯喝，而怒族同胞不喝这种茶又不过瘾。

十六、泡梨水

泡梨水是怒族的饮品之一。其制作方法是将梨洗净，切成薄片（刀上忌有油脂），放在装有水的土罐里泡上几天即成。饮时用一根长长的麻秆插入罐中吸取。等水被吸完后又将罐里的水加满，泡上几天。如此反复几次，直到水味变淡后即可将梨片捞出来吃。泡梨水具有微酸带甜的特点，经泡过的梨又香又脆，很可口。泡梨水是怒族盛夏避暑、降温的一种常用饮品。

十七、桃醋

查腊怒族的醋用桃子做成。制作方法有两种，一种是将桃子舂烂后放在酒中，装10～15天后，即可做成醋食用；另一种是直接将桃子放入一个专门制醋的麻袋内，挂于屋梁上，流出来汁即为醋。怒族的桃子醋味道和内地的米糠醋差不多，但桃子醋有桃子的清香味，查腊怒族居民一户往往每年做醋20～30公斤。

怒族认为，酒是神仙赐给人的绝妙饮料。仙人赐给怒族人民3样食品："挫确"（醋酒）、"挫辣"（烧酒）、"挫仁"（包谷花）。3种食品中就有两种是酒。怒族人平时嗜好喝酒，认为长期喝酒可以祛除疾病、滋补健身。而利用怒族传统方法酿制的"咕嘟酒"，不仅是怒族接待贵宾的上品，而且被广泛用于治疗肌无力、肌萎缩等疾病。

十八、咕嘟酒

用"咕嘟饭"（用玉米面和荞麦面制成，似年糕）酿制。其做

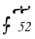

法是将咕嘟饭晾凉，拌上酒曲装入竹篾箩里捂好，几天后发出酒味；或渗出酒液装在罐子里，密封十几天就成了。吃时先用笊篱过滤，再兑上一点冷开水，加一点蜂蜜或甜味剂，略酝酿几分钟，即可饮用。这种酒香甜醇厚，是怒族酒中的上品，既可解渴，又有滋补健身之功效。

十九、侠拉

侠拉，也叫做霞拉，是怒语的音译。在怒语里侠是肉的意思，拉是酒的意思，故侠拉即肉酒。一般用鸡肉、野鸡或者其他野兽的瘦肉与上好的烧酒做原料。其制作方法是，先将肉剁成小块，然后放在锅内用漆油或者酥油煎炒，炒至脆黄时，稍退火倒入烧酒，覆上锅盖把酒烧开即成。经过这种特殊烹制方法加工出来的肉酒，不仅味道鲜美，香气扑鼻，甜中带辣，而且也是滋补身体、强健筋骨和治疗风湿病、妇科病的营养品和良药，同时也是怒族待客的上好饮料。

二十、巩拉

怒族还饮一种叫做巩拉的酒。巩在怒语里是鸡蛋的意思，巩拉即鸡蛋炒酒的含义。其制作方法是把鸡蛋在锅内用漆油或者酥油煎炒好以后，在鸡蛋里倒入烧酒，把酒烧开即成。这种酒的营养价值和功用与侠拉相同，但是这种酒制作起来比侠拉要方便得多。巩拉是怒族人民日常饮用的特制酒类。

怒族在风俗习惯、宗教、文化等方面仍然保持着本身的明显特征。贡山的怒族对当地丰富的植物资源利用已有1000多年的历史，他们的衣食住行无不与当地的植物多样性有着密切的联系。怒江峡谷因高山深谷特有的自然条件，形成寒、温、热三种气候：江边湿热，山腰温和，山巅寒冷。这种自然地势的高差悬殊和气温悬殊，形成了植物的垂直分布，各种作物易于生长。怒江大峡谷素有"植物活化石王

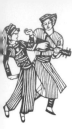

国"之称，这就为怒族人们提供了各种各样的食物材料。怒族人民充分利用优越的地理条件和丰富的动植物资源发展出一系列具有食疗价值的饮食。

为了在艰苦的生存环境中繁衍生息，怒族同胞在长期的生产、生活实践中积累了一定的传统医药知识，尤其是通过生产实践和文化积淀、文化交流等方式逐渐认识了许多药用植物，并将这些知识应用于实际生活之中，为怒族的生存、繁衍、发展提供了自然生存物质基础。

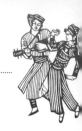

第五章　怒族常用的药物

怒族人民主要居住在怒江、澜沧江两岸的峡谷中。怒江像一条翠绿的缎带，镶嵌在云南边陲。海拔4000米的碧罗雪山和5000米的高黎贡山像两座耸立的屏风，对峙于怒江两岸，形成我国西南气势磅礴的著名大峡谷。这里江水奔腾汹涌，山势陡峭巍峨，是祖国西南边疆的天然屏障。从江面到两岸的山巅高差2000多米，自然构成"一江两山三气候，重林宜粮山货多"的特点。在这种特殊的气候环境里，植被层次分明，河谷地区气候温和，宜于多种农作物生长，种植有玉米、荞麦、小麦、豆类、高粱，还有少量水稻等。目前，还种植了甘蔗、花生等经济作物。山腰地区常年气候凉爽，宜于桐果、核桃、甘蔗、漆树、茶叶、大麻等经济林木生长，农副产品还有生漆、漆腊、油桐、紫胶等。高山地区气候比较寒冷，原始森林遮天蔽日，是滇西北有名的木材生产基地和药材产区。密林中有虎、豹、熊、马鹿、孔雀、鹦鹉、小熊、猫、小野牛、大灵猫、羚羊、金丝、懒猴、长臂猴、猕猴以及稀有的白尾梢红雉、红斑角雉、血雉、环颈雉等珍禽异兽。这里由于受印度西南季风的影响，雨量充沛，气候适宜，各种药材生长得茂盛。药材主要有百合、黄草、党参、猪苓、金耳、银耳、麝香、鹿茸、熊胆、秦归、茯苓、天麻、青木香和著名的厚朴。在干热河谷地带，可以见到细叶植物麻黄，根块重达五六十斤的山乌龟以及兰科植物黄草等。在海拔1300米到2600米的亚热带常绿阔叶林中，有成片的珠子三七、黄连、虫类药材等，还有被国家列为保护植物的

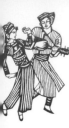

长绿木兰。稀有的贡山尖杉，是三尖杉科的特有种，它只生长在高黎贡山的北部地区，散见的极少。这里还有虫草、贝母、岩白菜、雪莲花、雪茶等许多珍贵的药材。

怒江州地处滇西横断山脉纵谷地带，由北向南延伸的高黎贡山、碧罗雪山、云岭山脉、担当力卡山脉与怒江、澜沧江、独龙江相间，构成了复杂的自然地理环境，植被的垂直分布和繁多的种类，为药用植物的生长繁衍创造了优异的条件。怒江州属于温暖潮湿的亚热带气候，雨量充沛，从最低海拔760米的泸水县石头寨到最高海拔4649米的贡山县鹿楚腊卡峰，相对高差达3889米，形成了"一山三气候，十里不同天"的显著的立体气候特点。优越的自然条件，形成了种类繁多的药用植物。

据对怒江州药用植物的调查统计，怒江州有1200余种天然药物，药用价值较高的430种，载入国家药品标准的144种，载入云南省药品标准的64种。药用蕨类103种，隶属于34科63属，而全国据统计有药用蕨类433种和变种，本区占全国药用蕨类23.8%。仅在碧罗雪山西坡，从匹河到独好山山峰这一地段初步调查统计，有药用植物420种，分属于104科，其中苔藓、地衣类4科4种，蕨类植物14科18种，裸子植物2科2种，双子叶植物72科334种，单子叶植物12科62种。

第一节　民族药志收载的药物

根据所查资料，在《中国民族药志》第一卷、第二卷、第三卷收载了如下5种怒族使用的药物。

1. 车前草（怒语：得濮卧）　用全草。治痢疾，10～60 g，煎服。
2. 鱼腥草（怒语：云南碧江"郝遮"）　用全草。主治感冒咳嗽、肺炎。30 g，煎服或配他药服。

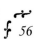

3.青蒿（怒语：梳模）　用地上部分。主治感冒发热、口干、中暑。15g，切碎，开水泡当茶饮。

4.鸡矢藤（怒语：云南碧江"淹琪渋诺爱这"，云南贡山"裸义冷"）　用全株。主治风湿、跌打。15～30g，煎服，并捣敷。

5.水菖蒲（怒语：云南贡山"菖蒲"，云南碧江"歹十古"）。

第二节　常用怒族民间草药的初步整理

1. **木贼 Hippochaete hiemale (L.) Borher**

本品分布于高黎贡山的大部分地区。

【怒族药用经验】全草。疏风散热，明目退翳，止血。主治风热目赤，目生云翳，迎风流泪，肠风下血，痔血，血痢，妇人月水不断，脱肛。用法与用量：内服：煎汤，3～10g；或入丸、散。外用：适量，研末撒敷。

2. **毛轴蕨 Pteridium revotatum (Bl) Nakai**

本品产贡山、福贡、泸水、腾冲、龙陵。根状茎横走草本。生于阳坡草丛中或疏林下，海拔500～3000米。

【怒族药用经验】根茎。祛风除湿，解热利尿，消肿解毒。主治风湿性关节炎，尿路感染，疮毒。用法与用量：内服：煎汤，10～20g。外用：鲜品适量，捣敷；或研末调敷

3. **猪鬃草 Adiantum capillus-ueneris L.**

本品产贡山、福贡、泸水。多年生草本。生于阴湿的河边，溪边的岩石上。海拔1600～2400米。

【怒族药用经验】全草。清热解毒，利水通淋。主治感冒发热，肺热咳嗽，湿热泄泻，痢疾，淋浊，带下，乳痈，瘰疬，疔毒，烫

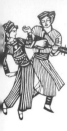

伤，毒蛇咬伤。用法与用量：内服：煎汤，15～30g；或浸酒。外用：适量，煎水洗；或研末调敷。

4.云南铁角蕨Asplenium yunnanense Franch.

本品产贡山、福贡、泸水。直立草本。生于山谷阔叶林下阴湿的地方，海拔1700～2300米。

【怒族药用经验】全草。清热利尿，通乳。主治膀胱炎，血淋，睾丸炎，乳腺炎，乳汁不通。用法与用量：内服：煎汤，15～30g。

5.西南小阴地蕨阴地蕨科植物Scepteridium daucifolium(Wall. ex Hook.et Grev.)Lyon

本品产贡山县独龙江。直立草本。生于河谷常绿阔叶林下，海拔1400～1450米。

【怒族药用经验】全草，根茎。清肺止咳，解毒消肿。主治肺热咳嗽，腮腺炎，跌打肿痛，乳痈，蛇犬咬伤。用法与用量：内服：煎汤，15～30g。外用：适量，捣敷。

6.单芽狗脊蕨Woodwardia unigemmata(Makino)Nakai

本品产贡山、福贡。根状茎粗短横走，草本。生于山谷林间溪边、水边潮湿的地方。海拔1500～2200米。

【怒族药用经验】根茎。强腰膝，除风湿，杀虫。主治风湿寒痹，虫积腹痛。用法与用量：内服：煎汤，15～30g。驱虫可达40g。

7.金黄鳞毛蕨Dryopteris chrysochoma (Christ.) C.Chr.

本品产察隅、贡山、福贡、碧江、泸水。根状茎直立，草本。生于阔叶林下阴湿的地方。海拔600～2800米。

【怒族药用经验】根茎。清热解毒，止血散瘀，杀虫。主治产后血气胀痛，红崩带下，衄血，痢疾，斑疹毒，全疮。用法与用量：内服：煎汤，15～30g。外用：鲜品适量，捣敷。

8.肾蕨Nephrolepis auriculata (L.) Trimen

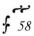

本品产贡山、福贡、泸水、腾冲。根状茎直立草本。生于季雨林或常绿阔叶林下岩石上或灌木丛中。海拔1900米以下。

【怒族药用经验】根茎、全草。清热利湿，通淋止咳，消肿解毒。主治感冒发热，肺热咳嗽，黄疸，淋浊，小便涩痛，泄泻，痢疾，带下，疝气，乳痈，瘰疬，刀伤，烫伤，淋巴结炎，体癣，睾丸炎。用法与用量：内服：煎汤，6～15g；鲜品30～60g。外用：鲜品适量，捣敷。

9.大瓦韦Lepisorus macrosphaerus (Bak.) Ching

本品产察隅、贡山、福贡、泸水、腾冲、龙陵、梁河。根状茎横走，草本。生于常绿阔叶林或杂木林下下岩石上或树干上。海拔600～3000米。

【怒族药用经验】全草。清热解毒，利水祛湿。主治暴赤火眼，翳膜遮眼，热淋，水肿，血崩，月经不调，疔疮痈毒，外伤出血。用法与用量：内服：煎汤，9～15g；或浸酒。外用：适量，捣敷；或煎水洗。

10.石韦Pyrrosia lingua(Thunb.)Farw.

本品产察隅、贡山、福贡、泸水、腾冲、龙陵、梁河。根状茎横走，草本。生于常绿阔叶林下岩石上或树干上。海拔1000～2000米。

【怒族药用经验】叶。利水通淋，清肺化痰，凉血止血。主治淋病，水肿，小便不利，痰热咳喘，咯血，吐血，衄血，崩漏及外伤出血。用法与用量：内服：煎汤，9～15g。外用：适量，研末涂敷。

11.侧柏Platycladus orientalis (L.) Franch

本品产贡山。常绿乔木。生于石灰岩山坡或山谷地带，有时成纯林。海拔1330～1800米。

【怒族药用经验】枝梢和叶。凉血止血，止咳祛痰，驱风湿，散肿毒。主治衄血，吐血，尿血，血痢，肠风下血，崩漏不止，咳嗽

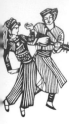

痰多，风湿痹痛，丹毒，腮腺炎，烫伤。用法与用量：内服：煎汤，6～15g；或入丸、散。外用：适量，煎水洗；或捣敷；或研末调敷。

【中国药典记载】侧柏叶：柏科植物侧柏Platycladus orientalis(L.)Franco的干燥枝梢和叶。多在夏、秋二季采收，阴干。苦、涩，寒。归肺、肝脾经。凉血止血，化痰止咳，生发乌发。用于吐血，衄血，咯血，便血，崩漏下血，肺热咳嗽，血热脱发，须发早白。用法与用量：6～12g。外用适量。

12.云南红豆杉Taxus yunnanensis Cheng et L.K.Fu

本品产察隅、福贡、腾冲。常绿乔木。生于山谷沟边的针叶林或针阔混交林中，常与丽江云杉、云南黄果冷杉、华山松、光叶高山栎、三桠乌药等混生。海拔1720～3200米。

【怒族药用经验】枝、叶、茎皮。利水消肿。主治肾炎浮肿，小便不利，糖尿病。用法与用量：内服：煎汤，叶5～18g；小枝（去皮）9～15g。茎皮可提取紫杉醇。

13. 沙松果Torreya yunaneasis Cheng et L.K.Fu

本品产贡山。常绿乔木。生于山谷沟边的针阔混交林中。海拔1600～3400米。

【怒族药用经验】种子。杀虫消积，润肠通便。主治虫积腹痛，小儿疳积，便秘，痔疮。用法与用量：内服：煎汤，叶5～10g。

14.滇藏木兰Magnolia camphelli Hook.f.et Thoms.

本品产贡山、泸水、腾冲。落叶乔木。生于山地常绿阔叶林、常绿落叶阔叶混交林或针阔混交林中。海拔1900～3200米。

【怒族药用经验】花蕾。散风寒，通鼻窍。主治鼻渊，风寒感冒之头痛，鼻塞。

用法与用量：内服：煎汤，3～10g；宜包煎。或入丸、散。外用：适量，研末搐鼻；或以其蒸馏水滴鼻。

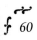

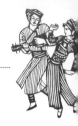

15.鸡血藤Kadsura interior A.C.Smith.

本品产贡山、泸水。落叶木质藤本。生于山谷林中。海拔1340～2500米。

【怒族药用经验】藤茎。生血活血，调经种子。主治气血虚弱，肢麻瘫痪，风湿痹痛，虚损不育，遗精白浊，月经不调，赤白带下。用法与用量：内服：煎汤，15～30g；或熬膏，每次3～6g，开水或酒送下，每日两次。

16.五味子Schisandra neglecta A.C.Smith

本品产贡山、福贡、泸水、龙陵。落叶木质藤本。生于山地常绿阔叶林或针阔混交林中树上。海拔1600～3000米。

【怒族药用经验】果实。收敛固涩，益气生津，宁心安神。主治久咳虚喘，梦遗滑精，尿频遗尿，久泻不止，自汗，盗汗，津伤口渴，心悸失眠。用法与用量：内服：煎汤，3～6g；或研末。每次1～3g，或熬膏；或入丸、散。外用：适量，研末擦或煎水洗。敛肺止咳，用量宜小；滋补、安神、救脱等，用量宜稍大。

17.香血藤Schisandra rubriflora Rehd. et Wils.

本品产贡山、腾冲。落叶木质藤本。生于山地常绿阔叶林或针阔混交林中。海拔1600～2400米。

【怒族药用经验】藤茎。祛风除湿，活血止痛。主治风湿性关节炎。用法与用量：内服：煎汤，9～15g。

18.山鸡椒Litsea cubeba(Lour.)Pers.

本品产贡山、福贡、泸水、腾冲。落叶小乔木。生于向阳丘陵和山地灌丛中或疏林中。海拔1350～2900米。

【怒族药用经验】果实。温中散寒，行气止痛。主治胃寒呕逆，脘腹冷痛，寒疝腹痛，寒湿郁滞，小便混浊。用法与用量：内服：煎汤，1.5～3g。

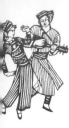

19. 三股筋Neocinnamomum delavayi(Lec.) H.Liou

本品产贡山、腾冲、泸水、保山。常绿灌木或小乔木。生于山地阳处常绿阔叶林或灌丛中。海拔900～2120米。

【怒族药用经验】叶。祛风湿，舒经络，散寒止痛，外用止血。主治风寒感冒，风湿痹痛，胃寒疼痛，跌打伤痛，刀伤出血。用法与用量：内服：煎汤，3～9g；或研末酒送服；或浸酒服。外用：适量，或研粉敷。

20. 雪上一枝蒿Aconitum nagarum Stapf var. heteloitichum Fletcher et Hauener.

本品产贡山、福贡。多年生直立草本。生于高山草地，灌丛中。海拔3300～3800米。

【怒族药用经验】块根。祛风除湿，活血止痛。主治风湿骨痛，跌打损伤，肢体疼痛，牙痛，疮疡肿毒，癌症疼痛。用法与用量：内服：研末，不超过0.02g，一天不超过0.04g。外用：适量，浸酒涂擦；或研末调敷；或煎汤熏洗。

注意：一般炮制后使用。

21. 升麻Cimicifuga foetida L.

本品产贡山、福贡、腾冲、泸水。多年直立生草本。生于山坡草地或林缘。海拔2600～4100米。

【怒族药用经验】根茎。发表透疹，清热解毒，升举阳气。主治风热头痛，齿痛，口疮，咽喉肿痛，麻疹不透，阳毒发斑，脱肛，子宫脱垂。用法与用量：内服：煎汤，3～9g。

22. 绣球藤 Clematis Montana Buch.-Ham.

本品产贡山、福贡、腾冲、泸水。木质藤本。生于山地灌丛或林下。海拔2300～4000米。

【怒族药用经验】藤茎。清热利尿，通经下乳。主治水肿，淋

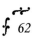

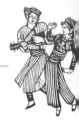

病，小便不通，关节骨痛，经闭乳少。用法与用量：内服：煎汤，3～6g。

23.云黄连 Coptis teeta Wall.

本品产贡山、福贡、腾冲、泸水。多年生草本。生于山地常绿阔叶林或针阔混交林下阴湿处，海拔1300～3000米。

【怒族药用经验】根茎。清热燥湿，泻火解毒。主治湿热痞满，呕吐吞酸，泻痢，黄疸，高热神昏，心火亢盛，心烦不寐，血热吐衄，目赤，牙痛，消渴，痈肿疔疮；外治湿疹，湿疮，耳道流脓。用法与用量：内服：煎汤，2～5g；或浸酒。外用：适量，煎水洗；或研末调敷。

24.多叶马尾连 Thalictrum foliolosum DC.

本品产贡山、福贡、泸水。多年生草本。生于阴湿的河边、溪边的岩石上。海拔1240～3450米。

【怒族药用经验】：根、根茎。清热燥湿，泻火解毒。主治湿热泻痢，黄疸，疮疡肿毒，目赤肿痛，感冒发热，癌肿。用法与用量：内服：煎汤，3～15g；或研末；或制成冲剂。外用：适量，鲜品捣敷；或干品研末敷；或制成软膏敷；或煎水洗。

25.马尾连Thalictrum cultratum Wall.

本品产贡山。多年生草本。生于山地草坡、灌丛或沟边草地，海拔1600～3800米。

【怒族药用经验】根、根茎。清热燥湿，泻火解毒。主治湿热泻痢，黄疸，疮疡肿毒，目赤肿痛，感冒发热，癌肿。用法与用量：内服：煎汤，3～15g；或研末；或制成冲剂。外用：适量，鲜品捣敷；或煎水洗。

26.大黄连刺Berberis pruinosa Franch.

本品产贡山。常绿灌木。生于山坡灌丛、松林或溪边，海拔

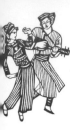

1550～2400米。

【怒族药用经验】根、茎。清热燥湿，泻火解毒。主治湿热泄泻，痢疾，黄疸，热淋，咽喉肿痛，口疮龈肿，火眼目赤肿痛，腮腺炎，乳痛，疖肿，烫伤。用法与用量：内服：煎汤，10～15g。外用：适量，捣敷；或研末调敷。

27.红毛七 Caulophyllum robustrum Maxim.

本品产贡山。多年生草本。生于杂木林或松林下，海拔2300～2500米。

【怒族药用经验】：根、根茎。活血散瘀，祛风除湿，行气止痛。主治月经不调，痛经，产后血瘀腹痛，脘腹寒痛，跌打损伤，风湿骨痛。用法与用量：内服：煎汤，3～15g；或浸酒；或研末。

28.青藤 Sinomenium acutum (Thunb.)Rehd. Et Wils.

本品产贡山、福贡、保山。木质大藤本。生于河谷林下或灌丛中，海拔1300～1700米。

【怒族药用经验】：藤茎。祛风湿，通经络，利小便。主治风湿痹痛，关节肿胀，麻痹瘙痒。用法与用量：内服：煎汤，6～12g。

29.荷包地不容Stephania dicentrinifera H.S Ho et M.Yang

本品产贡山、福贡。落叶草质藤本，生于河谷灌丛或林缘，海拔900～1350米。

【怒族药用经验】块根。散瘀止痛，清热解毒。主治胃痛，痢疾，咽痛，跌打损伤，疮疖疔肿，毒蛇咬伤。用法与用量：内服：煎汤，6～15g。外用：鲜品适量，捣敷。

30.蕺菜Houttuynia cordata Thunb.

本品产贡山、福贡、泸水、腾冲。多年生草本，茎下部伏地。生于溪边、田埂或林下湿地上，海拔710～2500米。

【怒族药用经验】全草。清热解毒，消痈排脓，利尿通淋。主治

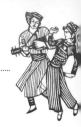

肺痈吐脓，痰热喘咳，热痢，热淋，痈肿疮毒。用法与用量：内服：煎汤，15～25g，不宜久煎，鲜品加倍；或捣汁服。外用适量，捣敷；或煎汤熏洗。

31. 长叶绿绒蒿：罂粟科植物Meconopsis lancitolia(Franch.) Franch.

本品产贡山。一年生草本。生于高山草地、林下，海拔3300～4800米。

【怒族药用经验】全草、根。清热利湿，止咳。主治肺热咳嗽，湿热黄疸，水肿，创伤不愈。用法与用量：内服：煎汤，3～6g。外用：适量，研末敷。

32. 总状绿绒蒿 Meconopsis racemosa Maxim.

本品产察隅、贡山、福贡。一年生草本。生于山坡草地、石隙或林缘，海拔3400～3600米。

【怒族药用经验】全草。清热解毒，止痛。主治肺炎，传染性肝炎，风热头痛，跌打损伤，骨折，关节肿痛。用法与用量：内服：研末，1～1.5g。

33. 紫金龙：紫堇科植物Dactylicapnos scandens(D. Don)Hutch.

本品产贡山、福贡、泸水、腾冲。草质藤本。生于沟边草地或灌丛，海拔1100～3000米。

【怒族药用经验】根。镇痛，止痛，降血压。主治神经性疼痛，牙痛，胃痛，风湿关节痛等各种痛症，跌打损伤，外伤出血，产后出血不止，崩漏及高血压病。用法与用量：内服：煎汤，2～3g；或切片用开水泡服，3～5g；或研粉冲服，0.5～1.5g；或泡酒服。外用：适量，适粉撒敷患处。

34. 紫花地丁 Viola philippica Cav.

本品产贡山、福贡、泸水腾冲、碧江。多年生草本。生于灌丛、

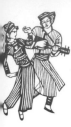

荒地，海拔1350~2100米。

【怒族药用经验】全草。清热解毒，凉血消肿。主治疗疮肿毒，痈疽，丹毒，毒蛇咬伤。用法与用量：内服：煎汤，15~30g。外用：鲜品适量：捣敷。

35.崖松 Sedum elatinoides Fransh.

本品产贡山。一年生草本。生于山坡石上，海拔1200~3400米。

【怒族药用经验】带根全草。清热解毒。主治热毒痈肿，丹毒，睾丸炎，烫火伤，湿疮，阿米巴痢疾。用法与用量：内服：煎汤，15~30g；或捣汁，鲜品50~100g。外用：适量，捣敷；或捣汁涂；或煎水洗。

36.岩白菜Bergenia purpurascens (Hook.f.et Thoms.) Engl.

本品产察隅、贡山、福贡、泸水。多年生草本。生于林下、灌丛、高山草甸和高山碎石隙，海拔2700~4800米。

【怒族药用经验】全草。健胃止泻，生肌止血。主治胃痛，食积，泄泻，便血，跌打损伤，外伤出血。用法与用量：内服：研末3~6g；或浸酒。外用：适量，感研末撒；或调敷。

37.岩陀Rodgersia pinnata Franch.

本品产贡山、福贡。多年生草本。生于林下、林缘、灌丛、高山草甸和石隙，海拔2400~3800米。

【怒族药用经验】根茎。活血调经，祛风除湿，收敛止泻。主治跌打损伤，骨折，月经不调，痛经，风湿疼痛，外伤出血，肠炎，痢疾。用法与用量：内服：煎汤，15~30g；或浸酒。外用：适量，研末撒；或调敷。

38.漆姑草Sagina japonica(Sw.)Ohwi

本品产贡山、泸水。一年生或二年生小草本。生于山坡草地、路旁、田间，在庭院花盆中也常见，海拔1300~3800米。

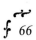

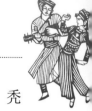

【怒族药用经验】全草。凉血解毒，杀虫止痒。主治漆疮，秃疮，湿疹，丹毒，瘰疬，无名肿毒，毒蛇咬伤，鼻渊，龋齿痛，跌打内伤。用法与用量：内服：煎汤，10～30g或研末；或绞汁。外用：适量，捣敷；或绞汁涂。

39. 金荞麦Fagopyrum dibotrys (D.Don)Hara

本品产贡山、福贡、泸水、腾冲、保山。草本。生于山坡灌丛中、松林下、河滩或各种耕地，海拔1300～2500米。

【怒族药用经验】根茎。清热解毒，排脓祛瘀。主治肺脓疡，麻疹肺炎，扁桃体周围脓肿。用法与用量：15～15g，用水或黄酒隔水密蒸服。

40. 荞麦Fagopyrum esculentum Moench

本品产贡山、泸水、腾冲。草本。通常栽培或生于路边、水沟边、草丛，海拔1400～2000米。

【怒族药用经验】种子。健脾消积，下气宽肠，解毒敛疮。主治肠胃食滞，泄泻，痢疾，绞肠痧，白浊，带下，自汗，盗汗，疱疹，丹毒，痈疽，发背，瘰疬，烫伤。用法与用量：内服：入丸、散；或面制食服。外用。适量，研末掺或调敷。

41. 何首乌Fallopia multiflora (Thunb.)Haraldson

本品产福贡、保山。藤山，生于灌丛中，海拔1250～2800米。

【怒族药用经验】块根。解毒，消痈，润肠通便。主治瘰疬疮痈，风疹瘙痒，肠燥便秘，高血脂。用法与用量：内服：煎汤，6～12g。

42. 牛膝Achyranthes bidentata B1。

本品产贡山、福贡、泸水、腾冲、保山。草本。生于山坡林下，海拔1500～2400米。

【怒族药用经验】根。补肝肾，强筋骨，逐瘀通经，引血下行。

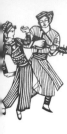

主治腰膝腰痛，筋骨无力，经闭癥瘕，肝阳眩晕。用法与用量：内服，煎汤，4.5～9g。

43. 柳叶菜 Epilobium hirsutum L.

本品产贡山、福贡、泸水。多年生草本。生于灌丛，草地，常为公路边、沟埂的先锋植物。海拔1500～3300米。

【怒族药用经验】全草。清热解毒，利湿止泻，消食理气，活血接骨。主治湿热泻痢，食积，脘腹胀痛，牙痛，月经不调，闭经，带下，跌打骨折，疮肿，烫火伤，疥疮。用法与用量：内服：煎汤，6～15g；或鲜品捣汁。外用：适量，捣敷；或捣汁敷。

44. 桂花跌打 Eriosolena composite(L. f.)van.Tiegh.

本品产贡山。灌木。生于江边阔叶林下，海拔1300～1400米。

【怒族药用经验】全株。祛风通络，散瘀止痛。主治风湿痹痛，胃脘疼痛，跌打损伤。用法与用量：内服：煎汤，1.5～3g；或浸酒。外用：鲜品适量，捣敷。

45. 马桑 Coriaria nepalensis Wall.

本品产察隅、贡山、福贡、泸水。落叶或乔木。生于山坡灌丛中，海拔1300～2700米。

【怒族药用经验】叶、根。清热解毒，消肿止痛，杀虫。主治痈疽肿毒，疥癣，黄水疮，烫火伤，痔疮，跌打损伤。用法与用量：外用：适量，捣敷；或研磨调敷；或煎水洗。

46. 波棱瓜 Herpetospermum pedunculosum(Ser.) C.B.Clake

本品产察隅、福贡、泸水、腾冲。一年生攀援藤本。生于山坡灌丛，林缘，路旁，海拔2300～3500米。

【怒族药用经验】果实。清热解毒，柔肝。主治黄疸型病毒性肝炎，胆囊炎，消化不良。用法与用量：内服：煎汤，15～30g。

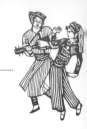

47. 银木荷Schima aegrntea Pritz.

本品产贡山、福贡、泸水、腾冲、保山。乔木。生于常绿阔叶林下，海拔1600～2800米。

【怒族药用经验】茎皮、根皮。清热止痢，驱虫。主治痢疾，蛔虫，绦虫病。用法用量：内服：煎汤，3～9g。

48. 小羊桃Actinidia purpurea Eedh.

本品产贡山。攀授灌木。生于灌丛中，海拔1400～2800米。

【怒族药用经验】根、果实。清热利湿，补虚益损。主治风湿关节痛，慢性肝炎，吐血，月经不调。用法与用量：内服：煎汤，15～30g。

49. 西藏土连翘Hypericum bellum L.

本品产察隅、贡山。灌木。生于山坡草地、林缘、疏林下及灌丛中，海拔1900～3500米。药用部位：果实。

【怒族药用经验】清湿热，驱蛔，止痒。主治肝炎，痢疾，口疮，蛔虫腥痛，皮肤瘙痒。用法与用量：内服：煎汤，3～9g。外用：适量，煎水含漱；或外洗。

50. 地桃花Urena lobata L.

本品产贡山、福贡、腾冲、保山。直立亚灌木状草本。生于热空旷地、荒坡或疏林下，海拔500～2500米。

【怒族药用经验】根、全草。祛风利湿，活血消肿，清热解毒。主治感冒，风湿痹痛，痢疾，泄泻，淋证，带下，月经不调，跌打肿痛，喉痹，乳痈，疮疖，毒蛇咬伤。用法与用量：内服：煎汤，30～60g；或捣汁。外用：适量，捣敷。

51. 高山大戟Euphorbia stracheyi Boiss.

本品产察隅、贡山、福贡、泸水、腾冲。多年生草木。生于高山草甸、灌丛、林缘或杂木林下，海拔1000～4900米。

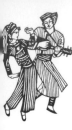

【怒族药用经验】根。祛湿，止痒，生肌。主治生漆过敏，稻田皮炎，皮肤瘙痒，荨麻疹，湿疹，烧伤，乳腺炎，急性胃肠炎，痢疾。用法与用量：内服：煎汤，5～15g。外用：适量，煎水洗；或捣敷；或研末撒。

52.石夹生Eibes davidii Franch.

本品产贡山。小乔木。生于铁衫、云杉林下，海拔2780米。

【怒族药用经验】全株。祛风利湿，活血止痛。主治风湿性关节炎，月经不调，经闭腰痛，产后腹痛，痢疾。用法与用量：内服：煎汤，9～15g。

53.野樱桃Cerasus serrula(Franch.)Yu et Li.

本品产察隅。乔木。生于山坡、山谷林中、林缘或山坡草地，海拔2000～3900米。

【怒族药用经验】果实、果皮。清肺利咽，止咳。主治咽喉肿痛，声音嘶哑，咳嗽。用法与用量：内服：煎汤，15～30g；或捣汁。

54.西南草莓Fragaria moupinensis(Franch.)Card.

本品产察隅、贡山、福贡、腾冲。草本。生于草坡路边，海拔2400～4000米。

【怒族药用经验】带根全草。清热解毒，止咳，止泻。主治风热咳嗽、痢疾，疔疮，烫伤。用法与用量：内服：煎汤，15～30g。

55.白草莓Fragaria nilgerrensis Schlecht.ex Gay

本品产贡山、福贡、腾冲。多年生草本。生于山坡草地，沟谷河边，灌丛林缘。海拔1300～3200米。

【怒族药用经验】带根全草。清肺止咳，解毒消肿。主治肺热咳喘，百日咳，口舌生疮，痢疾，小便淋痛，疮疡肿痛，毒蛇咬伤，骨折损伤。用法与用量：内服：煎汤，15～30g。外用：适量，捣敷。

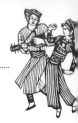

56.翻背白菜Potentilla turfosa Hand.Mazz.

本品产贡山。多年生草本。生于山坡草地、竹林边缘，海拔2300～3000m。

【怒族药用经验】全草。清热解毒，祛风除湿。主治痢疾，疔疮，风湿痹痛。用法与用量：内服：煎汤，30～60g。外用：鲜品适量，捣敷。

57.硬枝黑锁梅Rubus niveus Thunb.

本品产贡山、泸水。灌木。生于山坡灌丛、疏林或山谷河滩、溪流旁，海拔1800～2800米。

【怒族药用经验】果实。清热利湿，凉血止血，调经止带。主治湿热痢疾，腹泻，吐血，衄血，便血，月经过多，白带，湿疹疮疡，疮癣，风火牙痛。用法与用量：内服：煎汤，15～30g。外用：煎水洗；或捣敷。

58.吹火筒Spiraea japonica L.f. var.acuminata Franch.

本品产察隅、贡山、福贡、泸水。灌木。生于山坡灌丛密林中、山谷、河沟旁或旷野，海拔1780～3400米。

【怒族药用经验】全株。清热解毒，活血调经，通利二便。主治流感发热，月经不调，便秘腹胀，小便不利。用法与用量：内服：煎汤，10～15g。

59.鞍叶羊蹄甲Bauhinia brachycarpa Wall.ex Benth.

本品产察隅、贡山、泸水、龙陵。直立或攀援灌木。生于山坡、灌丛中、路边、尤以石灰岩山地灌丛中常见，海拔1100～2700米。

【怒族药用经验】枝叶、根。祛湿通络，收敛解毒。主治风湿痹痛，睾丸肿毒，久咳盗汗，遗精，尿频，腹泻，心悸失眠，瘰疬，湿疹，疥癣，烫伤，痈肿疮毒。用法与用量：内服：煎汤，15～30g；或浸酒；或研末。外用：适量，捣敷；或煎水洗。

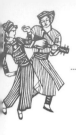

60.菊架豆Apios delavayi Feanch.

本品产贡山。缠绕藤木。生于灌木丛中，海拔1300～3100米。

【怒族药用经验】根。清热解毒，止咳。主治咽喉痛，感冒咳嗽，百日咳，瘰疬，痈肿，黄水疮。用法与用量：内服：煎汤，9～15g。外用，鲜品适量，捣敷。

61.壮筋草Campylotropis macrocarpa(Bunge rehd.f. lanceotata P.Y.Fu)

本品产察隅、贡山。生于山坡、林缘、干旱河谷灌丛，海拔1800～2100米。

【怒族药用经验】根、枝叶。疏风解表，活血通络。主治风寒感冒，痧症，肾炎水肿，肢体麻木，半身不遂。用法与用量：内服：煎汤，10～15g；或浸酒。

62.甘葛藤Pueraria thomsonii Benth。

本品产贡山、福贡、泸水。粗壮藤木。生于沟边灌丛、山地或密林下，海拔780～3200米。

【怒族药用经验】块根。解肌退热，生津，透疹，升阳止泻。主治外感发热头痛、项背强痛，口渴，消渴，麻疹不透，热痢，泄泻，高血压颈项强痛。用法与用量：内服：煎汤，9～15g。

63.红线麻Laportea macrostachya (Maxim.)Chwi.

本品产贡山、福贡。灌木或半灌木。生于沟谷林下，林缘灌丛中或河滩，海拔2000～3500米。

【怒族药用经验】根。祛风除湿，通经活络，消肿，解毒。主治风湿痹痛，麻木不仁，风痹水肿，淋巴结结核，蛇咬伤。用法与用量：内服：煎汤，6～12g；或浸酒。外用：适量，捣敷；或煎水洗。

64.三爪金Parthenocissus himalayana(Royle) Planch.

本品产贡山、泸水、腾冲。藤本。生于山坡常绿阔叶林中，海拔

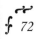

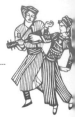

1680～3000米。

【怒族药用经验】全株。祛风除湿，散瘀通络。主治风湿痹痛，跌打损伤，骨折。用法与用量：内服：煎汤，10～15g；或浸酒。外用：适量，捣敷；或煎水洗。

65. 岩椒草Boenninghausenia albiflora (Hook.) Reichenb. ex Mein.

本品产贡山、泸水。多年生宿根草本。生于山坡林下或林缘，海拔1360～2700米。

【怒族药用经验】茎、叶。解表，截疟，活血，解毒。主治感冒发热，支气管炎，疟疾，胃肠炎，跌打损伤，痈疽疮肿，烫伤。用法与用量：内服：煎汤，9～15g；或研末；或泡酒。外用：适量，捣敷。

66. 隆萼当归根Angelica oncosepala Hand.-Mazz.

本品产贡山。多年生草本。生于高山草甸中，海拔3500～4300米。

【怒族药用经验】：根。活血调经，补血润燥。主治月经不调，痛经，闭经，血虚痿黄，风湿骨痛，跌打损伤，肠燥便秘。用法与用量：内服：煎汤，3～9g；或泡酒。外用：适量，研末调敷；或煎汤洗。

67. 水藁本Ligusticum acuminatum Franch.

本品产贡山、泸水。多年生草本。生于开阔高山草坡、密林中、山坡灌林、岩石上，海拔2600～4000米。

【怒族药用经验】根、根茎。发散风寒，祛温止痛。主治风寒感冒，头痛，风寒湿痹，脘腹痛，疝气。用法与用量：内服：煎汤，3～10g；或入丸、散。

68. 鹅脚板Pimpinella diversifolia DC.

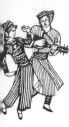

本品产察隅、贡山。多年生直立草本。生于常绿阔叶林下，灌丛草坡，路旁石壁上，海拔1600～3260米。

【怒族药用经验】全草。散风宣肺，理气止痛，消积健脾，活血通经，除湿解毒。主治感冒，咳嗽，百日咳，肺痨，肺痛，头痛，牙痛，胸胁痛，胃气痛，腹胀痛，缩阴冷痛，风湿性关节炎，劳伤，骨伤，消化不良，食积，疳积，痧症，泻痢，黄疸，疟疾，月经不调，痛经，闭经，乳肿，目翳，咽肿，腮腺炎，瘰疬，疮肿，跌打损伤，湿疹，皮肤瘙痒，蛇虫伤。用法与用量：内服：煎汤，6～15g；或研末；或泡酒；或绞汁。外用：适量，捣敷；或绞汁涂；或煎水洗。

69. 墓头回Patrinia heterophylla Bunge.

本品产贡山。草本。生于山坡灌丛。海拔1450米。

【怒族药用经验】根。燥湿止带，收敛止血，清热解毒。主治赤白带下，崩漏，泄泻痢疾，黄疸，疟疾，肠痈，疮疡肿毒，跌打损伤，子宫颈癌，胃癌。用法与用量：内服：煎汤，9～15g。外用：适量，捣敷。

70. 金挖耳Carpesium divaricatum sieb.et Zucc.

本品产贡山。多年生草木。生于河岸林中、江边草坡、常绿阔叶林、河滩石上，海拔1300～1750米。

【怒族药用经验】根。清热解毒，消肿止痛。主治感冒发热，头风，风火赤眼，咽喉肿痛，腮腺炎，牙痛，乳痛，疮疖肿毒，痔疮出血，腹痛泄泻，急惊风。用法与用量：内服：煎汤，6～15g；或捣汁。外用：鲜品适量，捣敷；或煎水洗。

71. 风寒草Lysimachia congestiflora Hemsl.

本品产贡山、福贡、泸水。草本。生于山坡路边草地，海拔1900～3000米。

【怒族药用经验】全草。祛风散寒，化痰止咳，解毒利湿，消积

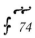

排石。主治风寒头痛，咳嗽痰多，咽喉肿痛，黄疸，胆道结石，尿道结石，小儿疳积，痈疽疔疮，毒蛇咬伤。用法与用量：内服：煎汤，9～15g；或浸酒。

72. 曼陀茄根Mandragora caulescens C.B. Clarke

本品产察隅、贡山、泸水。多年生草本。生于山坡草地、林下、沟边及灌丛中，海拔3200～4400米。

【怒族药用经验】根。温中止痛。主治脘痛腹疼痛，跌打损伤。用法与用量：内服：研末，0.06～0.09g。

73. 胡黄连Picrorhiza scrophulariiflora Pennell

本品产贡山。草本。生于草坡上、岩石上，海拔3600～4200米。

【怒族药用经验】根茎。清湿热，除骨蒸，消疳热。主治湿热泻痢，黄疸，痔疾，骨蒸潮热，小儿疳热。用法与用量：内服：煎汤，1.5～9g。

74. 野菰Aeginetia indica L.

本品产贡山。寄生于禾草坡根上，喜生于土层深厚、湿润及枯叶多的地方，海拔1800～2100米。

【怒族药用经验】肉质茎、花或全草。清热解毒。主治咽喉痛，咳嗽，小儿高热，尿路感染骨髓炎，毒蛇咬伤，疔疮。用法与用量：内服：煎汤，9～15g；必要时可用至30g；或研末。外用：适量，捣敷；或捣汁漱口。

75. 鼬瓣花Galeopsis bifida Boenn.

本品产贡山。草本。生于林缘、路旁、田边、灌丛、草地等空旷处，海拔2300～3400米。

【怒族药用经验】全草。清热解毒，明目退翳。主治目赤肿痛，翳障，梅毒，疮疡。用法与用量：内服：煎汤，3～9g。外用：适量，捣敷；或研末敷。

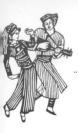
76.雪山鼠尾草Salvia evansiana Hand.-Mazz.

本品产察隅、贡山。多年生草本。生于高山草地、山坡或林下，海拔3400～4200米。

【怒族药用经验】根。活血化瘀，消肿止痛。主治月经不调，痛经，闭经，瘀血腹痛，崩漏，癥瘕，胸痹绞痛，心悸失眠，漆疮。用法与用量：内服：煎汤，6～15g；或入丸、散。外用：适量，煎水洗；或捣敷。

77.海韭菜Triglochin maritinum L.

本品产贡山。多年生湿性草本。生长于高山草甸、沼泽地，海拔2900～4000米。

【怒族药用经验】全草。清热生津，解毒利湿。主治热盛伤津，胃热烦渴，小便淋痛。用法与用量：内服：煎汤，6～12g。

78.雷公七 Clintonia udensis Trautv.et Mey.

本品产察隅、贡山、福贡。多年生宿根草本。生于铁杉林，竹灌丛中，海拔3200～4000米。

【怒族药用经验】全草、根。散瘀止痛。主治跌打损伤。用法与用量：内服：煎汤，全草3～6g；或根0.3～1g，浸酒。

79.太白米Notholirion bulbiliferum(Lingelsh.)Stearn.

本品产察隅、贡山、福贡。多年生具鳞茎草本。生于山谷灌丛，海拔3600～3700米。

【怒族药用经验】鳞茎。理气和胃，祛风止咳。主治脘腹胀痛，呕吐，风寒咳嗽。用法与用量：内服：煎汤，1.5～6g；研末，1.2～2.4g。

80.象南星 Arisaema elephas Buchet

本品产察隅、贡山、腾冲、缅甸北部。多年生具块茎草本。生于林下、高山草地、沼泽地，针叶林采伐迹地，海拔1800～4000米。

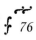

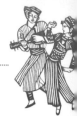

【怒族药用经验】块茎。祛痰止咳，解毒散结。主治劳伤咳嗽，疥癣，痈疽。用法与用量：内服：煎汤，2.5～4.5g。外用：适量，捣敷。

81.手掌参 Gymnadenia crassinervis Finet.

本品产贡山。陆生兰。生于山坡灌丛草地、草坡、林间沼泽地中，海拔3100～4800米。

【怒族药用经验】块茎。止咳平喘，益肾健脾，理气和血，止痛。上治肺虚咳嗽，虚劳消瘦，神经衰弱，肾虚腰腿酸软，阳痿，滑精，尿频，慢性肝炎，久泻，失血，带下，乳少，跌打损伤。用法与用量：内服：煎汤，9～15g；或研末；或浸酒。

82.云南重楼 Paris polyphylla Smith var.yunnanensis (Franch.) Hand.-Mazz.

本品产福贡、泸水。多年生草本，生于常绿阔叶林，松林、竹叶林下或灌丛中，1400～3100米。

【怒族药用经验】根茎。清热解毒，消肿止痛，凉肝定惊。主治疗疮痈肿，咽喉肿痛，毒蛇咬伤，跌仆伤痛，惊风抽搐。用法与用量：内服：煎汤，3～9g；外用：适量，研末调敷。

83.茯苓 Poria cocos (Schw.) Wolf.

本品产福贡、泸水、贡山、泸水。生长于松树根上，或人工种植。海拔1500～2600米。

【怒族药用经验】为多孔菌科真菌茯苓菌核。利尿、健脾胃、安神。治疗水肿，久病虚弱，痢疾或泄泻，小儿寒泻，咳喘。用法与用量：内服：煎汤，20～30g，或入丸、散剂。

84.车前草 Plantago major L.

本品产贡山。草本。生于路边、田埂、菜地，海拔1300～2400米。

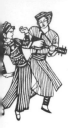
【怒族药用经验】全草。清热利尿，凉血，解毒。主治热结膀胱，小便不利，淋浊带下，暑湿泻痢，衄血，尿血，肝热目赤，咽喉肿痛疮毒。用法与用量：内服：煎汤，15～30g，鲜品30～60g；或捣汁服。外用：适量，水煎洗；或捣敷；或绞汁涂。

85.大红袍Myrsine africana L.

本品产贡山。灌木。生于石山坡、荒地、疏林中、干燥阳处，海拔1100～3600米。

【怒族药用经验】根、枝叶。祛风止痛，清热利湿，收敛止血。主治风湿痹痛，牙痛，痢疾，泄泻，血崩，便血，肺结核咳血。用法用量：内服：煎汤，9～30g。外用：叶适量，煎水洗。

86.大接骨丹Toricellia angulata Oliv.var.intermedia(Harms.)Hu

本品产泸水。落叶小乔木或灌木。生于山坡、路边的园地四周，似为栽培，海拔1600米。

【怒族药用经验】根、根皮、茎皮、叶。味辛、微苦，性平。活血舒筋，祛风利湿。主治风湿痹痛，胃痛，跌打瘀肿，筋伤骨折，闭经，腹痛泄泻，水肿。用法与用量：内服：煎汤，6～15g。外用：适量，捣敷；或研末调敷。

87.大透骨草Vaccinium dunalianum Wight

本品产贡山、腾冲。常绿灌木。稀为藤状灌木。生于山坡灌丛阔叶林下或石灰山灌丛，稀附生常绿阔叶林中树上，海拔2000～3100米。

【怒族药用经验】全株。祛风湿，痛经止痛。主治风湿痹痛。用法与用量：内服：煎汤，9～15g，或泡酒。外用：适量，煎水洗。

88.地红子根Cotoneaster horizontalis Decen.var.perpusillus Schneid.

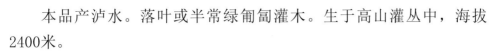

本品产泸水。落叶或半常绿匍匐灌木。生于高山灌丛中，海拔2400米。

【怒族药用经验】根。清热除湿，止血止痛。主治痢疾，白带，吐血，痛经。用法与用量：内服：煎汤，15～30g。外用：鲜品适量，捣敷。

89.翻白柴Cotoneaster salicifolius Franch.

本品产贡山。半常绿常绿灌木。生于山地或沟边杂木林中，海拔1800～3000m。

【怒族药用经验】全株。清热祛风，止血利尿。主治干咳失音，湿热发黄，肠风下血，小便短少。用法与用量：内服：煎汤，15～30g。

90.黄花绿绒蒿Meconopsis chelidonifolia Bur.et Franch.

本品产贡山。多年生草本。生于林下阴处或高山草甸，海拔3500～3880米。

【怒族药用经验】全草。清热，除湿，通淋，止痛。主治肺热咳嗽，肺炎，肝炎湿热水肿，淋浊，风湿关节疼痛。用法与用量：内服：煎汤，3～6g。

91.毛叶崖爬藤(走游草)Tetrastigma obtectum(Wall.ExLaws.)Planch.var.pilosum Gagnep.

本品产贡山。藤本。生于江边岩石上，海拔1500～1650米。

【怒族药用经验】根、茎藤。祛风除湿，活血通络，解毒消肿。主治风湿痹痛，跌打损伤，流注痰核，痈疮肿痛，毒蛇药伤。用法与用量：内服：煎汤，10～15g；或浸酒。外用：适量，煎水洗；或捣敷；或研末撒；或麻油调敷。

92.木香Aucklandia lappa Decne

本品产贡山。多年生草本。生于山坡草丛中，海拔2100米。

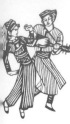

【怒族药用经验】根。行气止痛，调中导滞。主治胸胁胀满，脘腹胀痛，呕吐泄泻，里急后重。用法与用量：内服；煎汤，3～10g；或入丸、散。

93. 尼泊尔乡青（打火草）Anaphalis neplensis(Spreng)Hand.-Mazz.

本品产贡山、福贡、泸水。多年生草本。生于开阔山坡边缘、岩石上、水沟边，海拔2800～4500米。

【怒族药用经验】全草。清热平肝，止咳定喘。主治感冒咳嗽，急慢性气管炎，支气管哮喘，高血压病。用法与用量：内服：煎汤，3～12g。

94. 牛角七Aralia apioides Hand.-Mazz.

本品产贡山、察隅。多年生草本。生于山坡冷杉、云杉、铁杉林下，海拔2700～3300米。

【怒族药用经验】根。祛风除湿，活血消肿。主治风湿痹痛，跌打损伤，骨折，胃痛，腰痛，淋巴腺炎。用法与用量：内服：煎汤，5～15g；或泡酒。外用：适量，捣敷。

95. 忍冬Lonicera japonica Thunb.

本品产泸水。半常绿木质藤本。生于常绿阔叶林内，常见于村旁或庭院栽培，海拔1000～2680米。

【怒族药用经验】藤茎（忍冬藤）。清热解毒，疏风通络。主治温病发热，热毒血痢，痈肿风湿痹痛，跌打损伤，骨折，胃痛，腰痛，淋巴腺炎疮疡，风湿热痹，关节红肿热痛。用法与用量：内服：煎汤，9～30g。

花（金银花）。清热解毒，凉散风热。主治痈肿疔疮，喉痹，丹毒，热毒血痢，风热感冒，温病发热。用法与用量：内服：煎汤，6～15g。

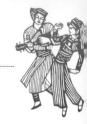

96.桑叶Morus mongolica(Bur) Schneid.

本品产福贡、泸水。落叶小乔木。生于公路边、大石崖下及山坡灌丛中，海拔900～1100米。

【怒族药用经验】叶。清热解表，宣肺止咳。主治风热感冒，肺热咳嗽，头痛、咽痛。用法与用量：内服：煎汤，3～9g。

97.蛇根草Ophiorrhiza mungos L.

本品产泸水、贡山。上升草本或小灌木。生于林下、路旁、河谷林内草坡沟边、河谷林下，海拔1300～2000米。

【怒族药用经验】全草。祛痰止咳，活血调经。主治咳嗽，劳伤吐血，大便下血，妇女痛经，月经不调，筋骨疼痛，扭挫伤。用法与用量：内服：煎汤，15～30g。外用：鲜品适量，捣敷。

98.藏菖蒲Acorus calamus L.

本品产贡山、福贡。多年沼生或水生草本。生于沼泽、田边、湖边、沟边，海拔1580～2300米。

【怒族药名】怒语：云南贡山"菖蒲"，云南碧江"歹十古"。

【怒族药用经验】：根茎。温胃，消炎止痛，补胃阳。主治消化不良，食物积滞，白喉，炭疽，癫痫，神经衰弱。用法与用量：内服：煎汤，3～6g。

99.鼠曲草Cnaphalium affine D.Don

本品产贡山、泸水。二年生草本。生于林缘、灌丛、山坡草地，海拔1900～3400米。

【怒族药用经验】全草。化痰止咳，祛风除湿，解毒。主治咳嗽痰多，风湿痹痛，泄泻，水肿，蚕豆病，赤白带下，痈肿疔疮，阴囊湿痒，荨麻疹，高血压。用法与用量：内服：煎汤，6～15g；或研末；或浸酒。外用：适量，捣敷；或煎水洗。

100.水晶兰Monotropa uniflora L.

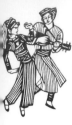

本品产贡山。腐生草本。生于林下，海拔2300m。

【怒族药用经验】全草、根。补肺止咳。主治肺虚咳嗽。用法与用量：内服：煎汤，9～15g；或炖肉食。

101.螳螂跌打Pothos scandens L.

本品产缅甸迈力开江河谷。附生匍匐藤本。生雨林，常绿阔叶林木上，石崖上，海拔1000米以下。

【怒族药用经验】：茎、叶。散瘀止痛，接骨，祛风湿。主治跌打损伤，骨折，风湿痹痛，腰腿痛。用法用量：内服：浸酒，15～30g。外用：适量，捣敷。

102.铁箭矮陀Cassia mimosoides L.

本品产泸水。一年生或多年生亚灌木状草本。生于山坡、灌丛、路旁，海拔1200米。

【怒族药用经验】根、全草。消食化积，健脾利湿。主治宿食不消，泄泻，小儿疳积，水肿，脚气胀满。用法用量：内服：煎汤，9～15g。

103.土牛膝Achyranthes longifolia(Makino) Makino

本品产泸水。草本。生于沟边、山坡，海拔1950米。

【怒族药用经验】根、根茎。活血祛瘀，泻火解毒，利尿通淋。主治闭经，跌打损伤，风湿关节痛，痢疾，白喉，咽喉仲痛，疮痈，淋证，水肿。用法用量：内服：煎汤，9～15g，鲜品30～60g。外用：适量，捣敷；或捣汁滴耳；或研末吹喉。

104.吴茱萸Evodia rutaecarpa (Juss.) Benth.

本品产贡山、保山。小乔木。生于山坡杂木林，次生林中，海拔1310～2500米。

【怒族药用经验】未成熟的果实。散寒止痛，降逆止呕，助阳止泻。主治：厥阴头痛，寒疝腹痛，寒湿脚气，行经腹痛，呕吐吞酸，五更泄泻；外治口疮，高血压。用法用量：内服：煎汤，1.5～5g。外用：适量，研末调敷；或煎水洗。

105.五爪金龙Tetrastigma hypoglaucum Planch.ex Frach.

本品产贡山。藤本植物。生于常绿阔叶林、针阔叶混交林、云南松林中。海拔1300～2300米。

【怒族药用经验】根、全株。祛风除湿，接骨续筋，散瘀消肿。主治风湿痹痛，跌打损伤，骨折筋伤，水火烫伤，无名肿痛，皮肤湿烂。

用法用量：内服：煎汤，5～10g；或浸酒。外用：适量，捣敷；或研末调敷。

106.溪黄草Rabdosia lophanthoides (Buch.-Ham.ex D.Don) Hara var.gesardiana(Benth.)Hara

本品产泸水、腾冲。多年生柔弱本草。生于沼泽地上或林下阴湿处，海拔900～2700米。

【怒族药用经验】全草。清热解毒，利湿退黄，散瘀消肿。主治湿热黄疸，胆囊炎，泄泻，痢疾，疮肿，跌打伤痛。用法用量：内服：煎汤，15～30g。外用：适量，捣敷；或研末搽。

107.小黑药Ssnicula astrantiifolia Woff ex Kretschmer

本品产贡山、腾冲。直立草本。生于常绿阔叶林中，河谷，海拔1350～1600米。

【怒族药用经验】根。补肺止咳，滋肾养心。主治劳嗽，虚咳，乏力，肾虚腰痛，头昏，心悸。用法用量：内服：煎汤，6～15g。

108.薏仁Coix lacryma-jobi L.

本品产贡山、泸水。一年生或多年生草本，生于低纬度的湿润环境或水边，也常见栽培，海拔1000～2000米。

【怒族药用经验】种仁、根。健脾渗湿，出痹止泻，清热排脓。

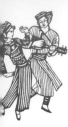

主治水肿，脚气，小便不利，湿痹拘挛，脾虚泄泻，肺痈，肠痈，扁平疣。用法用量：内服：煎汤，9～30g。

109.鱼鳞菜Blainvillea acmella(L)Philipson

本品产贡山。草本。生于河谷林内、荒地、灌丛中、山坡、田边，海拔1450～2100米。

【怒族药用经验】全草。疏风清热，止咳。主治感冒发热，肺虚痨嗽，咯血，扭挫伤。用法用量：内服：煎汤，6～15g。外用：适量，捣敷。

110.鸡矢藤Peaderia scanden(Lour.)Merr.

本品产贡山、福贡、泸水。生于丘陵，平地，灌丛及荒山草地。

【怒族药用经验】全株。主治：风湿，跌打。用法用量：15～30g，煎服。

111.青蒿Arteimia annua Linn.

本品产贡山、福贡、泸水。生于空旷湿润的平地、山坡、沟边。

【怒族药用经验】：地上部分。主治感冒发热，口干，中暑。用法用量：10～15g，煎服；或15g切碎，开水泡当茶饮。

112.鱼腥草Houugnia cordata.

本品产贡山、福贡、泸水。生于潮湿地或水旁。

【怒族药用经验】全草。主治感冒咳嗽，肺炎。用法用量：15～30g，煎服或配他药服用。

第三节　民族药用植物中的天然农药

许多野生植物可直接用作天然农药，常见的如野八角Illiciun

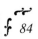

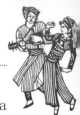

simonsiiMaxim，果有剧毒，作农药杀虫剂；厚果崖角藤Millettia pachycarpaBenth，种子和根含鱼藤酮，磨粉做杀虫药，能防治多种粮棉害虫；马桑Coriaria nepalensis Wall.全株含马桑碱，有毒，亦作为天然农药；还有草玉梅Anemone rivularis Buch.-Ham.exDC.、野棉花Anemone vitifolia Buch.-Ham.ex DC.、驴蹄草Caltha palus-tris L.、升麻Cimicifuga foetida L.、桐叶千金藤Stephania hernandifolia(Willd) Walp等均作为天然农药。这些植物性天然农药具有无公害，且资源可以再生的优良特性，是非常值得研究开发的药用植物资源。

第四节　兽用植物药

兽用植物药在高黎贡山少数民族村寨广为流行，是高黎贡山少数民族医药的一种独特延伸。许多民族药用植物同时也被用来医治家畜，体现了一种人与自然的和谐，也是高黎贡山少数民族关爱文化的一种纯朴表现。一般用枝叶或全草煮水或与生饲料共煮喂牲口，如粉叶小檗Berberis pruinosa Franch可用来煮水喂牲口，三桠苦Euodialepta(Spreng.) Merr.、粗齿冷水花Pilea sinofasiata C.J. Chen、异叶楼梯草Elatostema monandrumBuch.-Hamex(D. Don) Hara、绞股兰Gy-nostema pentaphyllum(Thunb.) Makino、三开瓢Adenia parviflora(Blanco) Gus-set.等，都是重要的民族兽用药物资源。

在高黎贡山和碧罗雪山的原始森林中，生物多样性、立体垂直气候的相互影响，为怒族先民提供了丰富的生存资源，同时也为怒族民间医药提供了物质基础。

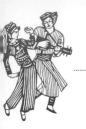

第六章　重要医药人员介绍

第一节　贡山县怒族医生

一、李文武

55岁，丙中洛乡人，现为贡山县医院中医科主任，长期从事中医、怒族医工作，熟悉当地的药材紫草、猪鬃草等的民族用法，对风湿、妇科、结石病有治疗经验。特别注重当地药材标本的收集整理，药材收集多在1000～3500米地带。采购药材与采挖药材相结合，以确保怒族药材基

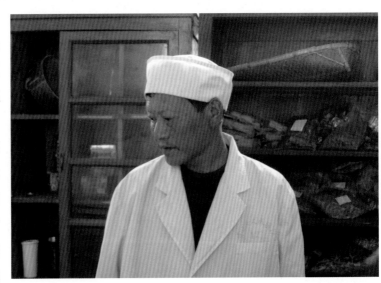

源稳定，并供县卫生局举办中草药培训班用。

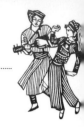

二、李汉良

55岁（世传三代），丙中洛乡双拉村怒族民间医生，2002年被评为云南省民间艺人，初中学历，信仰天主教。个人采药占70%，购药饮片占30%。当地药材，由海拔1000～5500米地带采用。对风湿病胆结石、痢疾等有治疗经验，有少量诊疗记录。有从西藏、六库、兰

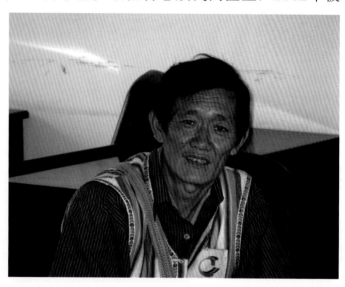

坪的病人来诊。其口述了对小儿消化不良时用外治法指尖放血、肘部刮痧治疗。具体方法如小儿消化不良，经常腹泻，在鱼际肌划开一口子，用刀挤挑出像鱼子样东西，一刮出即好，严重的人划两手。其特长以外科、骨科为主。

捧打乡迪麻洛村孔学华，38岁（家传），其父亲为中医（已80多岁），每天看中医2～3人，对接骨、风湿病，胆囊炎有治疗经验。

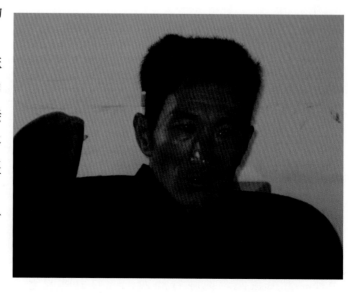

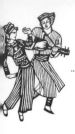

三、彭恩光

67岁（世传六代），捧打乡人，信仰天主教、怒族原始宗教。其祖上对怒族原始宗教有涉及，常有怒、独龙、傈僳、藏族同胞来看病。对治疗骨折（常配方：大血藤、三分三、续断、柴胡、紫英）跌打劳伤、风湿病、胃肠系疾病、肺病、感冒、毒蛇咬伤均有治疗

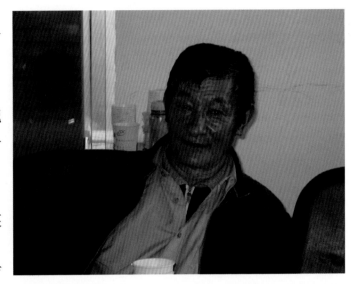

经验（治疗蛇咬伤用5～6种药材+麝香+白头翁+烟油涂抹伤口）。通过手诊辅助诊病，对治疗脑膜炎的当地药材，有特殊的炮制加工方法。药物多用当地采收的药材，由海拔1000～5500米地带采药。祖上曾有手诊诊病医书，未见文字。

四、王文胜

60岁，行医33年，信仰天主教，对接骨、风湿病有治疗经验（以丹皮、血满草为主的配方治疗风湿水肿），有多个接骨经验方（配方以骨

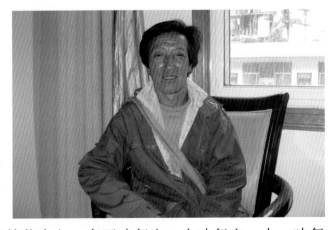

碎补、五爪金龙、血藤等药为主，有五味复方、七味复方、十一味复

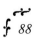

方），能应用针灸、推拿医疗技术治病，药物多用当地药材，由海拔1000～5500米地带采药。

第二节　福贡县怒族医生

一、纳珍

70岁。福贡县匹河乡怒族民间医生。1965年开始行医，信仰基督教。有一定怒族文化，会演奏琵琶，口弦。医术传给儿女。一年有1000多病人。在家中设有住院病房（自用）。主要有瘫痪病人住院治疗。诊断方法：问诊，切脉。擅长治疗：失眠，感冒，冷风湿，肠炎，骨折，瘫痪：脑瘫，风湿瘫。

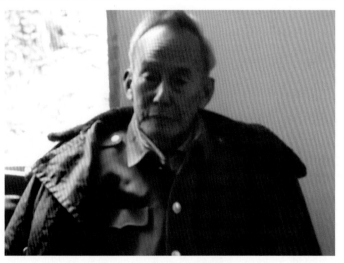

二、李金荣

70岁，怒族民间老医生。他出生在匹河怒族乡老姆登村一个怒族家庭。有祖传的方药，并努力学习中医诊治知识，能为人打针输液、针灸拔火罐，开常规西药处方，做一般性的外科手术，能使用和采集上百种中草药。除懂得一整套中医诊断理论外，尤其擅长医治骨伤和跌打外伤。

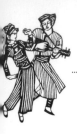

三、和四祥

匹河乡果科村人，52岁，行医27年，主要治疗骨折、风湿性关节炎、肺炎。常用草药是雪上一枝蒿、大狼毒、百部。诊疗人数大约200人。

四、陈富云

匹河乡沙瓦村人，怒族，49岁，行医21年，主要治疗骨折、腮腺炎。常用草药为鱼腥草、重楼、雪上一枝蒿、大狼毒、草乌。诊疗人数150人/年。

五、腊光

匹河乡棉谷村人，怒族，76岁，行医30年，主要治疗骨折、风湿性关节炎、附件炎、肠炎。常用刺黄柏、车前草、黄连。诊疗人数150人/年。

六、腊曾

匹河乡棉谷村人，怒族，1936年生，行医50年，主要治疗骨折、风湿性关节炎、附件炎、肠炎。常用刺黄柏、车前草、重楼。诊疗人数100人/年。

七、耿地荣

现年56岁，怒江傈僳族自治州福贡县匹河怒族乡老母登村人，民间著名骨科医师，有对人体任何部位的骨折、粉碎性骨折都能治愈的高超技术，人称其为"神医"，曾给方圆百里的上千病人治病。还治愈了一个在某县医院住院达一个多月但仍医治无效，要求其亲人签字准备施行截肢手术的双腿粉碎性骨折的危重病人。

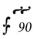

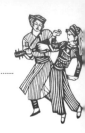

第七章　民族医药传说与趣话

怒族医药的发展离不开怒江大峡谷的生物与宗教文化的影响，怒族民族医药传说均是以生存环境、文化意识为基础。主要形式为故事传说、宗教文化。

第一节　怒族神话传说：人为什么会死

相传，很古的时候，人是长生不老的，动物和植物也不会死。

有一天，一只松鼠到一棵松树上采松子吃，吃得正香的时候，一只乌鸦飞来，落在松鼠上面的一根树枝上。乌鸦一面"哇哇哇"地叫着，一面"冬冬冬"地啄着松球。不一会，乌鸦啄掉的一个松球，正正地落到松鼠头上。松鼠来不及躲闪，当场死去。

松鼠死去的消息一传开，人们惊恐万状，不约而同来到松树下，团团围住松鼠，伤心地哭起来。大家一边哭，一边为松鼠用树叶缝葬衣，用木板做棺材，并很隆重地举行了葬礼，挖坟掩埋了松鼠。

这事很快被天神知道了。有一天，天神飞到人间，郑重地向人们宣布说："你们对死既然这样感兴趣，讲排场，那么，从今天起，我就让你们有少有老。有生有死，有喜有悲。"

从那以后，地上的人就会死了。人死后。人们也仿照为松鼠办丧事的做法，为死者缝葬衣、做棺材、举行葬礼、控坟掩埋。直在到今

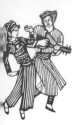

天，怒族还保持着这一古老习俗。

这个传说反映了怒族对生死的认识，人的生死是自然现象。

第二节　怒族医药故事

一、复生药的故事

很久很久以前，有一个孤儿，从小跟着爷爷过日子。孤儿一天天长大后，也像爷爷一样勤劳善良。爷爷临死的时候，拉着孤儿的手说："孙子啊，高黎贡山最高的一块岩石上，长着一棵复生药，叶子绿绿似碧玉，花朵黄黄似金子，隔着一个山谷都能闻到它的香气。我死之后，你一定要把它挖到手。你用这种药去治死了的动物，动物活过来会帮你的忙；你要是用这种药去治死了的人，人活过来会使你遭殃。孙子哪，你可要牢记爷爷的话，千万不要去救死人啊！"

爷爷死后，孤儿按照爷爷的吩咐，经过千辛万苦，终于在高黎贡山上挖到了复生药。他高高兴兴地拿着复生药回家。

走着走着，半路上看见一只死了的蜜蜂。他拿复生药在蜜蜂的嘴上碰了碰，死蜜蜂果然活了过来。蜜蜂万分感激地说："恩人啊，我一辈子也忘不了你，今后你有什么困难，我一定尽力帮你的忙！"蜜蜂说完，展开翅膀飞走了。

孤儿继续朝前走，走着走着，看见一条死了的花蛇，又看见一头死了的老熊，还看见了一只死了的老虎，他拿复生药救活了花蛇、老熊和老虎。

孤儿走了一天的路，到了河边，看见一个死人。他想：爷爷曾经告诫过，医了死人会带来灾难。但是，这个人会不会是个好人呢？如果是好人而不救，我冒死挖来的复生药又有什么用呢，救人要紧哪，如果我命里该倒霉，就让上苍来惩罚我吧！

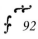

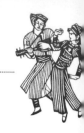

于是，他又拿复生药救活了那个人。……

这个故事反映了怒族对起死回生的想象和期盼。

二、瞎子求医的传说

传说在很久以前，怒家山寨有两个平常很要好的酒肉朋友，一个叫哈拉开，为人忠厚老实；另药一个叫墨初，是个奸诈狡猾的人。墨初借了哈拉开的钱，久久不还。

一天，哈拉开到墨初家去索还欠款，墨初不但不认账，还把自己的朋友狠狠地揍了一顿，把哈拉开的眼睛也戳瞎了。

哈拉开摸索着去找既懂医术又管理百兽的阿里就医。阿里问明哈拉开眼睛瞎的原因后，很同情地说："好！我一定帮助你。等吃过晚饭后，你躲在我的床下，不要出声气，也不要乱动，我召集群兽来给你出主意。"哈拉开听了很感激阿里。

天黑了，阿里在家里吹了几声口哨……群兽走后，哈拉开从床底下钻出来。阿里问他："群兽讲的，你都听清楚了没有？"哈拉开说。"都听清楚了。"阿里拿出药来在他的眼睛上擦了几下，一霎间，哈拉开的眼睛便重见光明了。……

这个传说反映了怒族过去就有懂医术的民间医。

三、雪峰洞的故事

传说孤儿为救龙女，爬过了一座又一座的山坡，爬到了雪山腰，只见大蟒蛇盘睡在雪峰洞门口，左右侧各有虎狼。孤儿立即取出涂上草乌的毒箭，向老虎和大灰狼射去，虎狼应声而倒，滚下山去。蟒蛇张开血盆大口，朝着孤儿使劲地吸。孤儿急忙把袋里的辣椒粉和草乌粉倒出来，这些粉末就像被一阵狂风吹去一样，全部吸进蟒蛇的肚子里去。一会儿，只见蟒蛇在地上一滚，身子蜷缩起又伸开，伸开了又蜷缩起，最后轻叫一声，眼睛和嘴都流出血来，脑袋重重地砸在雪地

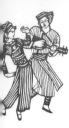

上。孤儿赶向前去，拔出长刀把蟒蛇的头砍下来，取下挂在蟒蛇脖子上的金钥匙，打开石门，救出了龙女。孤儿和龙女欢欢喜喜地回到家里，重新开始了幸福的生活。今天生活在怒江两岸的怒家人，就是孤儿和龙女的后代。

这个故事反映了怒族过去就有懂得使用药物的经验。

四、仙草与公主的故事

传说以前有一个小孩，自幼父母双亡，无依无靠，常常独自一人到河边打鱼捞虾，换些粮食来糊口度日。他风里来浪里去，在孤苦伶仃和饥寒交迫的艰难岁月中度过了少年时代，慢慢长成了一个心地善良、勤劳勇敢的年轻小伙子，后来竟爱上了经常到河边来游玩的国王的第四个姑娘。四姑娘也深深地爱上了这个孤儿。可是，国王知道这件事后，十分恼怒，把四姑娘关在深院里，再不允许她到河边来游玩了。

一天，孤儿到河边去打鱼，突然发现河的上游冲下来一条负了伤的小水蛇。他看见那条小蛇怪可怜的，便用竹竿把它捞上岸来，放在河边的一块石板上，让快要冻僵的小水蛇得到阳光的温暖。

不大一会儿，小水蛇慢慢地苏醒过来了。它对孤儿说："朋友，感谢你救了我的命。你有什么难处尽管说吧，我也许能帮你的忙。"

"我倒有一件难事，但不知你能不能帮得了忙？"孤儿有点难为情地回答说。

"快告诉我吧，我一定尽力帮你的忙。"小水蛇关切地问。

孤儿就将自己的身世以及他与国王的四姑娘相爱而遭到国王反对的事，一五一十地告诉了小水蛇。

小水蛇笑了笑，不以为然地说："这点小事算不了什么，我一定帮你的忙。明天我到国王的大院里躲起来，等那姑娘出来，我就在她脚上咬一口，国王就必然惊慌，立即出榜召请天下名医来给女儿医治。可是，任何一位名医也是治不好姑娘的病的。到时候，你就带上我给你的药去，向国王说你能治好姑娘的病，但要将姑娘许配给你做妻子。这样，国王就不得不同意你俩成亲了。"说完，小水蛇就钻到河边附近的森林里去，衔来一棵仙草给了孤儿后就不见了。

果然，过了一段时间，到处都传说国主的四姑娘被蛇咬伤，国王请了许多名医都医治不好，再次出榜召请天下名医，有谁治好四姑娘的病，给予重赏。孤儿听了心里暗自高兴，于是他就带上那棵仙草去求见国王，国王立即接见他。孤儿向国王说："你姑娘的病我可以治得好，但要答应我一个条件，让她做我的妻子。"国主轻蔑地看了孤儿一眼，微露愠色地说："我请了许多高明的医生都治不好，你这个小叫化子能行吗？你给我滚出去。"孤儿镇定而又神气十足地说："国王，你不相信就试试看吧，我是能治好的！"国王救姑娘心切，便半信半疑地让孤儿试一下，当然也答应了孤儿提出的条件。

孤儿不慌不忙地从口袋里取出了那棵仙草，轻轻地往姑娘的伤口上一敷，然后亲切地对姑娘说："不要紧的，一定会好的，明天我再来看你。"说完便告辞了。姑娘用深情的眼睛目送孤儿离去。

第二天，孤儿高高兴兴地来看望姑娘。姑娘的伤口已经愈合了，只留下一小点疤痕，已能下床走动了。

这个故事反映了怒族过去就有治疗蛇咬伤的药物及经验。

第三节　怒族与宗教和健康相关的植物

怒族没有统一的宗教。早期的怒族虽然信奉原始宗教，但原始宗教不但未能将怒族各支系统一起来，反而使得各支系所信仰的原始宗教在内容上表现出较大的差异。约在300年前，喇嘛教开始传入贡山。19世纪末20世纪初，天主教、基督教相继传入怒江，并在怒族中找到

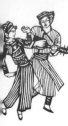

了相应的信徒(陶天麟，1997)。正因为如此，丙中洛的怒族所信奉的宗教达4种之多。不同的教派有不同的信仰，也就有不同的图腾崇拜。怒胞选择了不同的植物赋予其不同的宗教和健康意义。例如芒种花常被扦插在屋前空地上，以祭天神。茶梨、野八角、鸡冠滇丁香、清香木被用作香源植物，沟通鬼神，求福免灾。菖蒲、茅莓、怒江柳被用作震慑植物，用于制鬼避邪。牡蒿、山稗子、马桑、珍珠花、饲柏被用来作为洁净植物，用于驱邪除净。青冈、刺叶冬青、华山松、吉祥草、万年青、银木荷被用作吉祥植物，用于祝福老人。五风藤、鸡血藤被用作表意植物，用于祝福对方健康。

怒族古老的神话、传说以及文化、宗教植物的思想观念，充分反映了怒族民间对防病、治病有原始医药的自然观念，从适应自然环境中，认识简单的医药知识，逐渐适应环境而达到民族生存的目的。

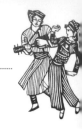

参考文献

1.陶天麟.怒族文化史[M].昆明：云南民族出版社出版，1997.

2.云南省民族事务委员会编，怒族文化大观[M].昆明：云南民族出版社出版，1999.

3.刀志灵，龙春林，刘怡涛.云南高黎贡山怒族对植物传统利用的初步研究生物多样性[J].2003，11（3）：231-239.

4.谢蕴秋.云南境内的少数民族[M].昆明：民族出版社出版，1999.

5.赵沛曦，张波.怒族历史与文化[M].昆明：云南民族出版社出版，2007.

6.杨鹤清，杨耀文，等.云南怒江流域少数民族聚居地区中药材现况调查及发展建议[J].云南中医学院学报，2007，30（3）：33-36.

7.龙春林，李恒，等.高黎贡山地区民族植物学的研究Ⅰ.勒墨人[J].云南植物研究，1999(增刊，Ⅺ)：131-136.

8.赵永生，胡大泽.怒江州药用植物资源的开发利用研究[J].中国民族民间医药杂志，2003：62，156.

9.谢薇，何叔涛，王志红.《怒族神歌》中的怒族疾病观[D].//民族医药发展论坛论文集（云南科学技术协会）[D].2010：196-199.

10.向芯慰，谢薇.怒族特色饮食的食疗价值[D].//民族医药发展论坛论文集（云南科学技术协会）[D].2010：175-177.

11.李晓斌，杨丽宏，等.云南特困民族传统精神文化对文化传承的影响[J].云南师范大学学报(哲学社会科学版)，2006，38（1）：42.

12.全国政协文史和学习委员会暨云南省政协文史委员会.怒族——云南特有民族百年实录[G].北京：中国文史出版社出版，2010：227-230.

13.贡山独龙族怒族自治县志编纂委员会编，贡山独龙族怒族自治县志[M].北京：民族出版社出版，2006：431-463.

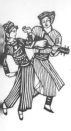

14. 云南省卫生局. 云南药品标准（1974）[S].

15. 卫生部药品生物制品检定所等编. 中国民族药志(第1卷)[G]. 北京：人民卫生出版社，1984.

16. 卫生部药品生物制品检定所等编. 中国民族药志(第2卷)[G]. 北京：人民卫生出版社，1986.

17. 卫生部药品生物制品检定所等编. 中国民族药志(第1卷)[G]. 北京：人民卫生出版社，1988.

18. 钱子刚，李安华. 高黎贡山药用植物名录[G]. 北京：北京科学技术出版社，2008.

19. 叶世富，郭鸿才. 怒族民间故事[M]. 昆明：云南人民出版社出版，1988.

20. 高发元，主编. 云南民族村寨调查：怒族——贡山丙中洛乡查腊社[M]. 昆明：云南大学出版社出版，2001.

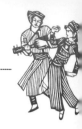

结　语

　　《怒族医药简介》是在对怒族医药有关的文献进行整理和对怒族医药现状进行调研的基础上编写而成的。由于历史上记载怒族医药的文献较少，并且有怒族医药记载的文献也是描述药的多，而记录医的少。加之怒族聚居的地区主要是在怒江大峡谷及高黎贡山地区，要长时间对怒族医生进行追踪观察比较困难，所以对怒族的医疗思想和核心理论挖掘得很少。

　　笔者是在兼顾本职工作的同时参与项目工作，所以项目工作也是断断续续，在文献阅读整理上有疏漏的地方在所难免，加之时间和写作水平有限，所以全书在内容安排和取舍，以及叙述上有不妥和错误的地方，敬请读者见谅。

　　能够开展本课题的研究并顺利达到预定的研究目标，要感谢在项目工作中给予我们大力支持的朋友们。如：怒江州卫生局、贡山县卫生局、福贡县卫生局、丙中洛乡卫生院、匹河乡卫生院等部门的有关同志，还有项目涉及到的各位怒族医生等等。没有他们的帮助我们的研究任务是无法完成的，在此一并向他们表示衷心的感谢！